陈喜生 ○ 著

学习中医很简单

——我的《四圣心源》习悟记

中国中医药出版社

·北京·

图书在版编目（CIP）数据

学习中医很简单：我的《四圣心源》习悟记 / 陈喜
生著 . —北京：中国中医药出版社，2020.1（2021.12重印）
ISBN 978-7-5132-5794-7

Ⅰ．①学…　Ⅱ．①陈…　Ⅲ．①中医典籍—中国—清代
Ⅳ．① R2-52

中国版本图书馆 CIP 数据核字（2019）第 247126 号

中国中医药出版社出版

北京经济技术开发区科创十三街 31 号院二区 8 号楼
邮政编码　100176
传真　010-64405721
山东新华印务有限公司印刷
各地新华书店经销

开本 787×1092　1/16　印张 15.5　字数 256 千字
2020 年 1 月第 1 版　2021 年 12 月第 3 次印刷
书号　ISBN 978 - 7 - 5132 - 5794 - 7

定价　59.00 元
网址　www.cptcm.com

服 务 热 线　010-64405510
购 书 热 线　010-89535836
维 权 打 假　010-64405753

微信服务号　zgzyycbs
微商城网址　https://kdt.im/LIdUGr
官 方 微 博　http://e.weibo.com/cptcm
天猫旗舰店网址　https://zgzyycbs.tmall.com

如有印装质量问题请与本社出版部联系（010-64405510）

内容提要

　　本书以《四圣心源》为研究背景，用缜密、简洁、有趣的语言，结合自然现象和日常生活，解读了中医的阴阳五行理论、中医的整体理论——圆运动理论、中医的二十四脉和常见中药，使得复杂的中医理论不再玄乎难懂。最后还讲述了用中医理论治疗疾病的思路和方法，引领读者从理论顺利地走向临床实践。本书语言通俗，内容科普，非常适合中医初学者、中医爱好者阅读，可以迅速引领读者进入神秘的中医世界，让更多人能够零起点、零距离地接触中医、了解中医、学习中医、感悟中医、热爱中医。其实，学习中医很简单！

前言

寻找中医原本的味道

好多人都说现在的中医变味了，不再像以前那么有味道了。从一开始就喜欢读中医古籍的我，深刻体会到现在的中医就像京剧一样，在当今快节奏的现代化社会里，从传统文化土壤里汲取的营养越来越少，也越来越难找到传统的味道。

我一直觉得自己是幸运的，生活在一个和睦的家庭，有支持自己奋斗的爸妈，有愿意分担困难的知心好友，而我最幸运的事，是遇见了一本让小水牛（作者网名）深深爱上中医的书——《四圣心源》。

很多人都知道从《黄帝内经》开始学中医是一条正统的路，但是没几个人能坚持下去，原因很明显，就是看不懂。让初学者从《黄帝内经》《伤寒论》开始学习是一件"残酷"的事情。当年才华横溢的黄元御初读《伤寒论》，几乎一点收获也没有，用他自己的话来说，就是"讵读伤寒，一言不解"。可想而知，对于传统文化底蕴更加薄弱的我们来说，刚学习中医，就要弄明白《黄帝内经》和《伤寒论》是多么困难。

不幸的是，我一开始学习中医就是读《黄帝内经》，用了康熙年间神医徐灵胎的写书学习法（一开始学习用的就是这方法，后来才发现原来与他老人家不谋而合，实在是余之荣幸）。具体的做法就是参考各家的书，现代的、古代的都有，然后读一段文章、写一段理解，有时候也批判一些牵强的注释。《素问》就是用这种方法读完的，读完后发现自己好像能明白，但又不能真正明白。思维是混乱的，所有的东西没能联系在一起，这让我极其苦恼。《伤寒论》开始也是在这种烦恼和纠结中读的。好长一段时间，我没能在学习中医中找到任何的快乐，越是这样就越想去征服。每天一下课就往图书馆跑，有时候思考一个问题一坐就是几个小时。这种执着的坚持，一直到读《四圣心源》才得以缓解。

我清楚地记得我刚看《四圣心源》第一篇"阴阳变化"的时候哭了，带着宣泄和激动，在图书馆后面的湖边流下了眼泪。也不知道那个时候有没有被别人发现，估计人家会以为又是一个失恋伤心的可怜孩子。这情景就好像一个练武的少年，天天左一拳右一脚地瞎练，总是盼望着成为一名绝世高手，可是武功却一直都没有长进。直到有一天，从天而降一束红光，一本武功秘籍掉在了少年的面前，从此少年拿着这本秘籍走上了一条独特的路。当我看到《四圣心源》时就感觉自己像在梦中一样，从那以后我的书包里便永远装着这本书。

《四圣心源》第一篇"阴阳变化"就道出了"以土气为枢纽、四象为轮的圆运动"的由来，这样一个看似简单的圆把阴阳、五行连接了起来，也把我之前从《黄帝内经》《伤寒论》中读到的内容全部连了起来。以前我一直想找却怎么也找不到的联系现在终于找到了，思维变得前所未有的清晰。书里那详细而条理分明的辨理过程是我从没见过的。伟大的中医经典书籍也许就应该是这样的，从文字中透着一股令人畅快而舒服的味道，这应该就是中医原本的味道！

不含糊、不牵强、畅快而又舒服，这是中医给予人最本真的味道。在接下来的日子里，我将尽量地把这种味道渗透到中医的各种知识里，把大家认为玄乎难懂的知识用比较有趣的方法解释明白，将黄元御老先生的中医圆运动思想介绍清楚，尽可能地让大家快乐地学习中医。

《四圣心源》虽然写得已经很通俗，但毕竟也是一百多年前的书了，没有一定的古文基础和中医知识储备是不容易理解透彻的，所以我希望写一本能让读者更容易认识黄御医的学术思想而又顺带学好中医的书。然才疏学浅的小水牛恐无力将《四圣心源》的全部精髓完美地呈现给读者，当然我也不具备黄老先生那精练超群的文笔，能做的就是让大伙看得懂我所写的每一句话，保证无一处敷衍地完成这本书。希望这会是一本有"味道"、能够激发更多的人喜欢上中医的书。

梦永远是美好的。找回中医原本的"味道"，对于如此年轻的我是一种莫大的挑战。也许找回的"味道"并不合大家胃口，也许根本就没找回，如果最终令您失望了还请原谅。对于文中的错漏之处，恳请批评指出，您的建议将会是我前进的最好动力。

陈喜生（小水牛）

2019 年 1 月

目 录

天人同理篇

第一论　蜡烛阴阳论——万物之始，大道至简

几乎每个学习中医的人都知道，中医理论是以阴阳学说为核心的。我们也总能听到中医医生告诉我们：你啊，有点阴虚，得开点滋阴的。那个谁，你有点阳气不足，得补阳才可以啊。

行了，医生，您就开药吧，别阴啊、阳的了，听得我更晕。

好多人对中医的阴阳就是这个反应——晕。这是因为我们生活在现代的文化氛围里，对阴阳没有一点概念。古代的人就非常明白阴阳是什么，以至于古代的人在写书时就不怎么解释阴阳的概念。《四圣心源》的开篇就直接讲阴阳变化："阴阳未判，一气混茫。气含阴阳，则有……"古代的医者觉得讲阴阳的概念没意思，因为这概念连街上卖豆腐的李婶都能明白。可他们却不知道现在好多要学中医的人却因为他们没有解释而头痛万分。

不懂阴阳，在中医道路上寸步难行。有的人似懂非懂，硬着头皮往下学，就可能在阴阳中迷失了自我。迷失了自我不要紧，出来误导人就不好了。一些自己本来就迷茫的人却总喜欢试图去解释，他们说世界是物质性的整体，自然界的任何事物都包括阴和阳相互对立的两个方面，而对立的双方又是相互统一的。阴阳的关系分为阴阳对立、阴阳互根、阴阳消长、阴阳转化……然后列举了一堆上和下、外和里、高和矮的反义词来企图让人认为他们是明白阴阳概念的。

天啊，物质性的整体是什么概念？上和下与阴阳互根、阴阳消长又有什么关系呀？我好想问，按照他们的解释，美和丑哪个是阴，哪个是阳？好紧张啊，我长成这个样子到底属于阴还是属于阳啊？

被这些人一解释，我们越来越糊涂，中医也就离我们越来越远，以致大家开始不相信中医，甚至批判中医。要小水牛说，造成中医如今要在谩骂中艰难发展的现状，事实上，我们这些学中医的人是有责任的。

阴阳

阴阳到底是一个什么概念？真的那么玄乎吗？还是像他们说得那么复杂？

《素问·阴阳应象大论》曰："阴阳者，天地之大道也。"老子在《道德经》里传播了一个极其伟大的治世思想："万物之始，大道至简。"那么阴阳作为天地之大道又岂能复杂？

我最喜欢彭子益在《圆运动的古中医学》里对阴阳的解释："一个生物所在之地，太阳射到此地面之光热，就是阳。此地面的光热已过，与光热未来之间，就是阴。"我清楚地记得，我是读了彭子益的这句话，才对阴阳的概念恍然大悟——阳其实是能量，阴是承载能量的物质。

太阳是一个巨大的能量球，地球上所有的能源都来源于太阳。我们可以把从太阳发出来的所有能量都称为阳，而这个宇宙中所有能够接收能量的物质都称为阴。阴能储存阳，使能量稳定存在。

地球上的水和空气因为吸收来自太阳的能量而发生一系列有规律的变化，这些变化产生了自然现象和气候。在这里，我们就能把吸收能量的水和空气当成阴，那么地球上复杂多变的各种自然现象，一下子就能简化为阴阳之间的作用。

地球上的植物能通过光合作用把太阳的能量存储起来，草食动物通过吃草来补充能量，然后肉食动物吃草食动物，大鱼吃小鱼，小鱼吃虾米，作为倮虫之王的人通吃所有能吃的生物。这地球上错综复杂的食物网其本质只不过是能量在不同生物之间的流动，所有的生物都能承载能量，所以生物体都为阴体。食物链主要的任务就是以阴体为载体来传递阳气，生物得到阳气而能活动。

单独地说，一个人本身就是阴和阳的混合体。古代描述一个人无疾而终，是说阳寿已尽，人活着没有一刻能够离开阳气。所以《素问·生气通天论》言："阳气者，若天与日，失其所，则折寿而不彰。"李可老中医说："人身各处，但凡一处阳气不到便是病。"我们不要被那些神鬼小说给忽悠了，这个世界上是不存在专门祸害人间、阳气全无的鬼。没有阳气就是没有能量，没有能量怎么可能会动，不动又怎么可能祸害人呢？

言归正传，一个活着的人需要能量来支撑一切生理和生命活动，心脏跳动需要能量，消化食物需要能量，肢体运动需要能量，思考问题需要能量，人之氤氲同样也需要能量。毫无疑问，这一切所需的能量都是通过食物获取的。食物本身就是阴阳混合体，也就是说，我们获取能量的同时也吃进去承载能量的物质。要知道没有这些承载能量的物质，能量就不可能稳定地存在。

食物进入人体，经过运化，阴和阳则分开，其阳提供人活动所需的能量，其阴依然起到承载能量的作用。阳得阴而能藏，人体中的阴液、阴精能收藏人的阳气，使得阳气不会飞扬而出。我们知道，人的脂肪是可以暂时将多余的能量储存起来，等到能量不足时，脂肪就会燃烧而释放能量。人体之阴就有这样一个储存和释放能量的作用，但阴绝不只是脂肪，人体中一切承载阳气的物质都为阴。人就是由能量和承载能量的物质组成的，也就是阴和阳相互作用形成了人。小水牛在后面的篇章中将会论述，其实整个宇宙都是阴和阳作用形成的。

能量之阳气与承载能量之阴气在人体中按一定规律运行，根据阴和阳的作用，其运行过程可以分为五个不同阶段，有时是释放能量，有时是储存能量，有时是介于两者之间，这五个阶段在中医上称为五行，即金、木、水、火、土。中医就是一个研究阴阳在人体中的运行规律，然后利用规律来解决疾病的学科。用现代语言来说，中医就是一个研究物质和能量之间关系的学科。试问，这样的学科怎么会不科学呢？

蜡烛与阴阳

生活在灯火璀璨的城市里的我，从小就盼望着停电。因为一停电，家里就会点蜡烛。白的、红的，大的、小的，各种各样的蜡烛能瞬间为黑暗的房子带来光明，带来温暖，那小火苗直接暖进了我的心里。在停电的夜里，可以肆无忌惮地玩蜡烛，这对于生性好玩的我来说是一种难得的奢侈。而一开始学中医阴阳时，我脑海里总会浮现着小时候玩蜡烛的画面。所以最初我就喜欢用蜡烛来理解阴和阳。点燃的蜡烛，其火是阳，而其体是阴。

人的一生跟蜡烛燃烧是一样的，有的人活着蜡烛没了，有的人死了蜡烛还在。那些过度消耗自己，每天工作、应酬、喝酒到深夜的人就像是过度燃烧的蜡烛。原本蜡烛以小火苗的形式可以缓缓燃烧90年，但你偏要用大火来烧，等到英年早逝临走时又怎么可以责怪老天不公呢？

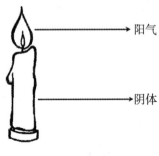

阴阳蜡烛理论

"百年未几时，奄若风吹烛"，年岁已高的老人随时都可能离开，就好像风中的蜡烛随时都可能熄灭一样，后来就有人用"风烛残年"来比喻人到了接近离开的晚年。

在治疗疾病、对症下药时，我喜欢对着蜡烛思考，特别是对于补肾。我有一个自己的观点，后来自封为"蜡烛理论"（以后有人提这个名称，请记得要给我版权费，哈哈）。

明代有位著名的补肾高手——张景岳，人称张熟地，曾说过一句非常有名的话："善补阳者，必于阴中求阳，则阳得阴助而生化无穷；善补阴者，必于阳中求阴，则阴得阳升而泉源不竭。"简单地说，就是补阳的时候要补点阴，补阴的时候注意加点阳。为什么要这样呢？

从上可知，阳是能量，阴是承载能量的物质。补阳气时添加阴，这样阳就能存储在阴里。就像要使蜡烛的火变大就要先加蜡一样，这样火才不会伤了蜡烛，而添加的蜡也能增大火力，故阳得阴助而生化无穷。在补阴时，要防止阴的突然加入而将阳气掩盖，甚至熄灭了阳气。就像为了使蜡烛的火燃得更旺，加的蜡太多太猛，一不小心就会把火给浇灭了，蜡烛熄灭了可以再点，但人就不行了。所以我们在补阴时也要补阳，这样就不怕火熄灭了。而阳气的加入可以释放原本存储在阴里的阳气而为人提供能量，所以阴得阳升而泉源不竭。

小水牛通过对蜡烛的思考，形成了上述"蜡烛理论"，理论非常简单，也非常实用。如果这个理论被广为认可，我希望你们知道这是来自《景岳全书》的思路。如果觉得不妥，也希望你们去找张景岳对质，千万不要为难我呀。

以后在面对任何疾病时，都可以以蜡烛理论为基本标尺，特别是处方开药时发现有违蜡烛理论的就一定要仔细研究。一些医家在治疗阳虚病人时，用的都是附子、干姜、人参等大补阳气的药，在治疗阴虚时用的都是滋阴清凉的药，很显然这样的药方是要出问题的。

金融界貌似也跟蜡烛有点关系。日本人根据蜡烛燃烧的现象，发明了蜡烛图，又叫"K线图"。后来我发现，佛家和道家的人在思考问题和修行时都是以蜡烛为对象的，这让我兴奋不已，原来蜡烛早已上升到传统哲学的层面了。

用蜡烛来思考中医阴阳是很合适的。阳为能量，对应火苗；阴为承载能量的物质，对应蜡烛。阳为能量，与能量有关的事物都属于阳，例如光、热、动、开心、兴奋；而与这些相反的都归为阴，例如黑、冷、伤心、内敛。慢慢地，人们就将所有事情都分为阳和阴，好的、积极的为阳，不好的、黑暗的都为阴，甚至将阴阳上升到"有"与"无"的传统思维层面。但我们要是用这些反义词来解释阴阳就会混淆概念，因为这不是事物的本质。阴阳本质只不过是能量和承载能量罢了。

接下来带着阴阳，开始我们快乐的中医之旅吧。

第二论　天人相通论——五行到底是什么

"一夕轻雷落万丝，霁光浮瓦碧参差。有情芍药含春泪，无力蔷薇卧晓枝。"

对于雨，我们是熟悉得不能再熟悉了，就如清明时节的绵绵细雨，盛夏时节的倾盆大雨，金色孤秋的寂寞小雨。那么雨到底是怎么形成的呢？为什么在讨论中医时要讨论雨呢？奇怪吧？没事，跟着小水牛一步步来。

太阳照射到地面的热量会被海水、河水、地下水吸收，而热量慢慢在水中累积，达到一定的温度，水就会被蒸腾成水蒸气，上升到天空聚集成云，遇到雷击时云就被打散，变成雨滴落下来。雨，就是这样形成的。

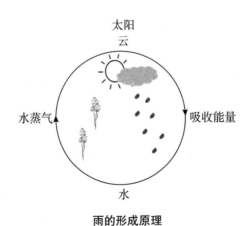

雨的形成原理

看了上图，也许很多人就不约而同地笑了。因为这图在中医理论里拥有无比尊贵的地位，其地位甚至比先天八卦、后天八卦还高。《四圣心源》里的圆运动思想根源也正来源于此。

这么说吧，普通的医者若能悟透此图，很多疾病都能迎刃而解。例如口渴一症，但凡心里有此图，治疗起来都能够得心应手。这看似普通的图到底有何神奇之处呢？

　　首先，它概括了自然界万物万象的生长和运动的规律。

　　一个初生的婴儿，不断地吸收营养，长大成人，最后再一点点地衰老，这跟地下的水吸收太阳的能量升到天空变成云，再降落变成雨水有何区别？

　　而暖春不断累积热量变成热夏，热夏开始降温变成凉秋，再到寒冬，然后逐渐升温到春天，四季轮回跟这种能量的变换又有什么不同？

　　自然界的规律无不是从弱成长到强，又慢慢回归衰弱，只不过有的事物有轮回，有的没有罢了。

　　其次，这图体现了自然界的五种力量：疏泄，宣通，收敛，封藏，运化。

自然界的五种力量

　　太阳的热火为地球提供能量，体现的是宣通的能力。太阳离我们有14 710万千米远，如果我们搭乘我国最快的高铁，从地球表面出发到太阳，大约需要56年，可是太阳的光热却只花了500秒便来到了地球。可想而知，火的宣通能力是很强的，强到我们一看到火就会感受到一股强大的爆炸感，这种向四周发散能量的力量就是宣通。

　　太阳中的火温度很高，但阳光照射到地面时，我们却没有那么大的感觉，这是因为地球上的水和其他物质能够吸收热量，这种吸收能量的能力就是收敛。

　　当热量被水吸收时，水能将能量暂时储存起来，这个储存的过程体现了物质封藏的能力。正是这封藏的能力，使得自然界中的动物、植物、石头、土壤、水都有一定的温度。可以想象，如果没有封藏的能力，万物都会像寒冰一样。

　　而水的封藏能力是有限的，当能量存储到一定程度时，水就会变成水蒸气，这个时候能量就会随着水蒸气往上升，而这个升的力量就是疏泄。

　　还有一种力量叫运化。运化者，运动化合也，调控着其他力量的转换和转换的速度。地表的水封藏能量到一定程度后，开始变成水蒸气往上疏泄，从水变成水蒸气这个过程受运化调控，使其缓缓地变化。如果没有运化这个作用，水可能一下子就变成气，也可能干脆就不会发生变化。

　　也有人说，运化是阴阳中间的一个过渡状态，并没有实际的作用。现在理解这个运化可能会有点晕，它不像其他四个能量的转换那么直观。但是不用着急，在后面我们将着重讲这个运化，它在宇宙和人体中拥有非常重要的地位。

　　介绍完这五种力量后，大家应该都能知道，正是它们之间的转换才导致了一场雨的发生。那如果我们把这其中五种力量单独拿出来，并将它们之间的转换关系连起来，会是什么样的呢？请看下图。

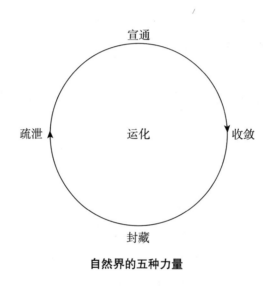

自然界的五种力量

　　能量强盛的物质发挥宣通的作用，向能量低的物质传递能量，而低能量物质接收能量的能力叫"收敛"；收敛时，物质会把能量存储下来，存储的能力叫"封藏"；封藏到一定程度时，低能物质会从接收能量变成供给能量，这个时候供的能力未达到宣发的强度，更倾向于一种疏泄的力量；而这种疏泄的力量不断累积升发，就会变成宣通之力。疏泄跟宣发的区别在于疏泄更偏向流动，推力更强；而宣发偏向于供能，温暖的力量更盛。

　　这四种力量构成了一个圆运动，而运化的力量在这四种力量的转换之间存在，所以把它放在这个圆的中间。这个圆就是黄元御阐述医理时总用到的圆运动。

　　小水牛要告诉大家一件听起来不可思议的事情，我们生活的这个看似复杂的地球，其实就被这五种力量控制着。倘若不信，你可以找找，地球上到底有没有一种事物、现象是可以完全脱离疏泄、宣通、收敛、封藏、运化这五种力量的。小水牛曾经努力找过，但至今是仍一无所获。

天之五行

疏泄、宣通、收敛、封藏、运化这五种力量有另外的名字，分别为木、火、金、水、土。没错，这就是中医的五行，刚刚说了那么多，其实就想让大家知道，五行不仅属于中医，五行也属于整个世界、整个宇宙。

很多人学不了中医，就是因为看到五行会犯迷糊，碰到金生水、水生木、火克金、木克土就会晕得不行。其实并不是只有我们会晕，就算随手抓一个中医生来介绍五行，恐怕一时半会他也说不清楚。但事实上，五行并不是什么晦涩难懂的东西。

咱们首先要做的一件事就是不要怕五行，面对这些看起来很神秘的词语，要做的就是征服它，弄清楚它是什么，为什么叫这个奇怪的名字。弄清楚之后，大家就会觉得原来一切都是那么的简单。

我们已经知道，金、木、水、火、土无非就是代表着收敛、疏泄、封藏、宣通、运化这五种力量。

收敛之力叫金，而有关收敛的所有东西皆属于金。例如下雨的过程，就是金气发挥收敛之力的过程。而肺能将外界的气收敛于下，所以"肺"在五行中属于金。一切有关封藏的物质、动作都属于水……我们用这五种力量来标记与它们相近的世间万物，就能将万物划分归于五行。

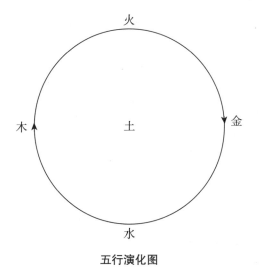

五行演化图

所以性格可以分为五行，颜色可以分为五行，声音可以分为五行，味道可以分为五行，疾病可以分为五行，中药自然也可以分为五行。复杂的世界瞬间就变得普通了，一切不过金、木、水、火、土而已。而我们将上面能量转换的图用五行来替代就会是这样的。

在土的运化下，金之收敛到水之封藏，水封藏到一定程度就会有木之疏泄，木积热而变成火，火遇金则收敛。

如果第一次看上图必定会迷糊，但是换成能量的图，再联想下雨形成的图，就再清晰不过了。而这个图要是能接受，理解五行生克就变得很容易了。

水为封藏，封藏到一定程度就会能量过多，多余的能量会升发疏泄出来，从封藏到疏泄不就是从水到木吗，不就可以说成水生木吗？同理就有木生火，火生金，金生水。

等等，小水牛，火生金是错误的吧，火不应该是生土吗？

是的，在传统理论中，火并不生金。但坚持认为火生金也没有问题，事实上火之宣通释放能量后，就是到金接收能量了。

我们说过，能量的转换在状态改变的那一瞬间都需要运化，也就是需要土。而从火的宣通到金的收敛这个过程更需要土，土是他们之间的过渡，所以就有火生土，土生金。要注意的是，那些火烧了东西之后变成土，土里面埋藏有黄金就是火生土、土生金的说法是不够严谨的。

为什么小水牛要说火生金也是对的呢？其实是想告诉大家，在一开始学习中医时，不要太在意五行的生克。

慢慢我们就会发现，五行相生还相对比较固定，因为要符合圆运动自然规律，但是相克就不一样了。例如金克木，收敛之力当然能克疏泄之力。木就像一个想往外跑的孩子，而金就像一个严厉的爸爸，一把抓住了木，不让他跑出去。小水牛就想，难道疏泄之力不可以克收敛之力吗？一个往里，一个往外，又没说谁的力大，为何一定是往里收敛的打赢往外疏泄的？

相克是一种对抗状态，五行的相克并非一物克一物，有时候是一种相互的克制。水克火，水能把火浇灭了，只是因为此时的水封藏之力大于火的宣通之力。如果水比火少，火能一下子就把水烧干，此时难道不是火克水吗？

我可以很负责任地告诉大家，不把五行相生相克绝对化对于学习好中医是有很大帮助的。那些没弄清楚什么是金、什么是水、什么是火的朋友，一学中医就开始背五行之理，有生有克，木生火、土生金……背得越好的到后面越学不下去，所以小水牛并不认可初学中医就采用背《黄帝内经》《伤寒论》的学习方法。事实上只要我们弄清楚了金是收敛、水是封藏、木是疏泄、火是宣通、土是运化，再记住圆运动的逻辑就可以了。

那为什么会用金、木、水、火、土这几个名字来概括五种力量呢？

在我们勤劳智慧的先辈眼里，金、木、水、火、土这五种物质最能代表五行的意义。例如，树木不断地生长充分体现了疏泄生发之力。土位居天地之间，太阳的光热需要通过土传递到地下，而树木的生长更需要土的滋养，所以土能很好地解释什么是运化。金较其他四物都重，代表下降、收敛的力量。也许有人会说锇是世界最重的金属，为什么不以锇来代表收敛之力？答案很简单，古人分五行的时候，还不认识锇呀。大伙要用锇来代表收敛之力也是没问题的，只要把金生水变成锇生水就好。名字而已，何必较真呢？

我们从能量转化的角度分析下雨的过程，继而将这些不同的能量转化形式总结出来，最后引出五行演化图。那么这与救人治病的中医有什么关系吗？关系可就大了。

人之五行

人是一个阴阳结合体，即由能量和承载能量的物质组成。为了协调身体各种复杂的功能，人体中的能量在物质的协助下会演变成不同的形式。

人的日常活动，如行走、吃饭、玩耍、运动、思考等各种活动，都需要耗用能量，所以人体中的一部分能量会直接发挥其供能的本性，我们将这部分能量称为"火"；浊物、渣滓从产生到排出，需要一股疏泄之力在后面推，血液在血管中的流动同样需要推力，所以人体中一些能量通过转换具有了疏泄之性，我们将具有疏泄之性的能量称为"木"；为了防止能量在体内过度蓄积而引发"爆炸"，所以有一部分的能量会被收敛并封藏在物质中，我们将收敛的过程称为"金"，封藏的过程称为"水"；人体中的阳气和阴体都由食物和水补充，而食物和水变化成阴阳需要一个运化之力，这个力当然还是由能量变化而成，我们将行使运化功能的能量称为"土"。

　　为了能完成各种复杂的生理和心理活动，能量在人体内以金、木、水、火、土五种形式存在着，而它们相互之间形成了一个完备的体系，这个体系就是我们从下雨过程中总结出来的五行圆运动体系。

　　地球是能量和物质的结合体，人体同样也是阴阳结合体。地球中能量高的物质会向四周物质传递能量，物质可以接受并储存能量，而能量在物质中蓄积到一定程度便会迸发出来。人体内阳气和阴体自然也是这样运动和变化的。所以毫无疑问，地球中能量和物质以五行圆运动规律运行，人体阴阳的运行必然也是呈现同样的圆运动规律。

　　更加神奇的事情是，人和自然的规律不仅相同，而且相随。什么意思呢？

　　人的爱慕之心在春天比较容易萌动，会对新鲜事物比较感兴趣，总有表白的冲动，所以在春天喜结良缘的人总是最多的；人在夏天精力比较旺盛，有能力在事业工作上创造奇迹，这就是为什么奥运会、世界杯等重大赛事多被安排在夏天举行的原因；人在秋天情绪会比较低沉，喜欢思念故乡，思念那一个不在身旁的她，工作起来也缺少了夏天的那股热情；冬天是最适合睡觉的季节，有的人能不吃饭只睡觉都乐意，好多动物干脆就选择在这个季节冬眠。

　　一年之计在于春，一日之计在于晨。人在早上总能有如沐春风的美好感觉；而中午是一天中精力最旺盛的时候，所以我们总是中午吃得多；人在午后总是那么的懒散，喜欢找几个知心好友闲聚在一起，喝点小茶，配些可口的甜点；结束了一天劳累的工作，吃过晚饭，泡个澡，我们便纷纷入睡了。

　　这个世界就是这么的奇妙，人类看似独立的生活方式和习惯其实都受自然的影响，甚至可以说是被控制。当自然界的能量高时，人体的阳气也随之而高，所以充满了工作、生活的激情和动力；当外界能量低时，人体的阳气便也会降低，所以人便会休息、睡觉。

　　能量变化有其亘古不变的圆运行规律，自然和人的能量皆以圆运动规律在变化，而人体的规律又与自然相随。所以我们只要把能量运行的规律解明白、探彻底，再加以天人合一的思想，便可揭开人体的奥妙，自然也就可以解决疾病问题了。

　　这就是中医，天人合一的中医。试问这样的中医，又有何可畏惧的呢？

第三论 五行脏腑论——初识脏腑圆运动

宇宙中的能量都以金、木、水、火、土五种形式存在着，而这五种形式的能量又以圆运动规律在相互转化和改变。

五行与脏腑

在土的调控下，能量高的火遇到了清凉的金，火的能量就会传给金。金从火中得到一些能量后，遇到更为寒冷的水，能量就会被水封藏起来。这个时候，能量从金传到水，水则变温。水只能封藏一部分的能量，随着金不断地将能量传给水，水中的能量会溢出而成木气。此时能量就从水传递到木，而木气的能量不断聚集就又会变成火。

能量的传递过程就是这样，如环无端，似乎没有起点，也找不到终点。中医习惯称能量为阳气，其实是同一个意思。阳气最多的地方是火，而阳气最少的地方是水。由于五行各具的阴阳不同，而阴阳个性不同，阳性主升，阴性偏降，所以五行在空间上会占据不同的位置。

古人通过观察种种自然现象发现，水藏于北，木聚于东，火会于南，金集于西，土合于中。上则为火，右则为金，下则为水，左则为木，中则为土。

人与天地相参，五行之气在人体的分布与天地的五行一致。所以，火气聚于上而成心，金气聚于右而成肺，水气聚于下而成肾，木气聚于左而成肝，土气聚于中而成脾。

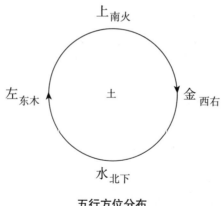

五行方位分布

在这里要知道的是，中医的五脏是五行分别聚之而成，与解剖的五脏不是一回事。当然也有相通的地方。那么，五行之脏与解剖之脏在生理和病理上到底有什么区别？这是现在中医发展需要重点研究的一个问题。目前尚无定论，我们只能先避开解剖之脏的干扰，专心研究好五行之脏。

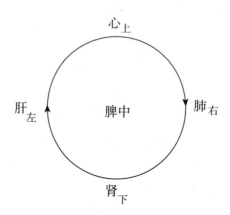

五脏在人体中的位置分布

五脏与五国

五行之脏就像五个国家，里面住着火、木、土、金、水五种精灵。

心国住着一群高能量的火精灵，火精灵具有为人的生活提供能量的宣通作用，他们通过心国独有的路走向全身并作用于全身，所以人身处处有火气，人身处处有宣通作用。每个城都有这样独有的路，这些路合在一起就是我们后面会说到的十二经。心国有一个附属的小国叫小肠，从心国出发的火精灵在人体内运行半周后会在小肠休息，然后走小肠修的路回心国。心国到小肠的路与小肠到心国的路就形成了一个圆，心之火走向小肠时，小肠里的火则走向心。要记住的是，心国才是火精灵的出发点，而小肠只是火精灵的暂住地。所以若火出了问题，要究其根源则在心而非小肠。

心国里的火精灵除了为人的生活提供阳气外，还有一些带着阳气走向了肺国。肺国的天气比较凉爽，火精灵到这里后，能量会降低而变成了金精灵。金精灵因为其能量降低而具有收敛的作用，能收敛能量。我们在剧烈运动时会流汗，此时木火宣泄之力强，故汗出，运动后一阵凉风袭来，汗就止了，这凉风就是金气，凉则汗敛。运动后喜欢来一瓶冰冷的可乐，那感觉就像世界瞬间冰爽了。冰冷可乐的性质与凉风一样，进入人体后增加了金气，促使金气收敛因剧烈运动而鼓动起来的火气，躁动的火气一收则神清气爽。但万事太过则不吉，一个"爽"字里面就有四个"×"，运动后喝大量冰冷饮品的做法是有害健康的。学好了中医后，这其中的道理自然能知晓。

金精灵通过手太阴肺经从肺国出发，从此走上了收敛阳气的大道。而走半周后在一个叫大肠的地方休息，之后从手阳明大肠经回肺国，手太阴肺经和手阳明大肠经又构成一个圆。同样，人体内金气收敛出了问题，罪魁祸首当然是肺，大肠不过是其附属国，起一个承接作用罢了。

部分金精灵会带着收敛的阳气走去肾国，原本天寒地冻的肾国因金精灵的到来而焕发出一丝暖意，金精灵带来的阳气存储在寒水中，而金精灵到肾国之后就变成封藏的水精灵，肾国当然有其独有的路供水精灵走向全身，而其附属国是膀胱。

当阳气存储到一定程度时，溢出的阳气会推动水精灵飞至肝国，温暖的阳气与水精灵化合为木精灵，也就是血。没错，就是我们平常所说的血，其中的温气就为木气。温则升发，温暖的木精灵喜欢往外飞，所以他们有疏泄的本领。因为木精灵的疏泄，人能排便、排尿。我们要清楚地知道木气能疏泄靠的是其温气，而肝国的附属国是胆。

肝国是温暖的，心国是火热的。肝国之精灵具有的能量远没有心国多，所以要肝国的木精灵给心国送能量是不可能的，那木精灵怎么样才能变成火精灵，也就木气怎么变成具有最多能量的火气呢？

讲到这里，我们知道精灵之间都是通过能量传递而变化，而能量的来源在心国，那心国的能量又是从哪来的呢？现在先假设木气能变成火，这样能量就会变成一个循环，但是人是会消耗能量的，心之火又要靠什么来补充呢？

这一切都要从土国中寻找答案。

放心，这个圆我们一定能画全。怕这么多个国和这么多个精灵把大家的思维弄混乱，所以小水牛才会故意把最重要的一个环节给抹去了。

先总结下，不难发现，五个精灵实为一个，只是在不同的环境具有的能量不同，身份也随之变换。所以五气实为一气，心之火气到了肺就变成金气，金气在肾中就变成水气，如此下去。这一切都是能量的传递，只要记住中医所说的五脏是五行之气在人体中分布的格局就够了，所以说五气生五脏，倒不如说五气会聚成了五脏。

上述的比喻只不过是为了能形象地解释能量在人体运动的规律，如果大家觉得不妥，不妨全变成能量来理解。其实中医的学习需要这样的比喻，有趣之余也便于理解。小水牛在学习时，脑中总会在关键时刻冒出这种比喻，我认为这是幸运之神对我的眷顾。如果你没有这种幸运，不要着急，慢慢学。请相信，幸运之神可能会迟到，但绝不会对勤奋的人罢工。

第四论　精华滋生论——人为什么要吃饭

到目前为止，在我们的认识中，土气仍然是一个神秘虚幻的存在，而上一论我们没能把脏腑运动讲完的原因也是因为土气。到底土气有什么特别？又是如何发挥作用的？今天就让我们来走进土气。

中气

土气又名中气，为什么叫中气呢？古人认为，土气为上火下水、上清下浊之间的气，位居阴阳之中，所以称中气。

老子（这老子可不是小水牛哦，实乃老子李耳，被后人传为太白金星是也）认为，天地万物皆起源于中气。在天地什么都没有的时候，甚至是连天地都不存在的时候，宇宙只是一团混茫不分的中气。

在"阴阳未判，一气混茫"时，这团混茫的中气突然运转了起来，升而为阳，降而为阴。原始中气里具有能量的升而成阳气，没有能量的降而为阴气。阳气聚在一起形成了现在的太阳，阴气聚而化成了万物。当阴阳分开后，阴阳两者就开始相互作用，相互影响，若干年以后就成了现在的这个宇宙，现在的这个地球以及现在的我们。所以，这个宇宙中的一切皆来源于原始中气。

现代科学逐渐地接受了中气变成宇宙的观点，只不过他们把中气改名为一个致密炽热的奇点。大爆炸宇宙论是目前解释宇宙产生原因中最具有影响力的学说。这个理论认为，宇宙是由一个致密炽热的奇点在很久以前的一次大爆炸后膨胀形成的。

中气中的阳气能变成现在的太阳，可见"阴阳未判"时，中气绝对是充满能量的，而阳升阴降不正好说明宇宙是不断膨胀形成的吗？所以据此可以猜测，大爆炸宇宙论中的奇点应该就是中气。

我提个奇怪的问题：现在的宇宙是中气阳升阴降形成的，如果中气还存在的话，现在所处的位置会是在宇宙哪里？根据霍金的描述，黑洞会发出耀眼的光芒，体积会缩小。这很符合中气的性质，那中气会不会就在宇宙中最大的黑洞当中呢？

这么科学前沿的黑洞问题只能留给科学家去研究了，我们还是学中国古代的医学吧，不要问我中医为什么这么有前瞻性，小水牛也很好奇。我们只要知道了阴阳最初来源于中气就好。

在自然界中因为有太阳的存在，我们已经习惯认为阳气来源于太阳。所以现在人们所认为的中气只是一个阳变成阴、阴变成阳的临界状态，控制着气的升降浮沉。

由于太阳的干扰，要讲明白自然界中土气之运化实在困难，我们只能从某一些现象来论。但是在人体中就不同了，因为人体内没有太阳，也没有像太阳一样可以不断向四周发散能量的东西。

人的一生，从出生到死亡似乎与宇宙从产生到可能到来的消失的过程更为相似。人活着时，中气不断阳升阴降以维持生命，而中气消失殆尽时就会死亡。

中气与脾胃

粗略介绍了中气之后，我们再来思考一个问题——人为什么要吃饭？

不吃饭没法继续活下去啊，活着的人一切生理运动都需要能量。人体内并没有自带一个可以永久释放能量的小太阳，而且也不能直接吸收太阳能，所以就只能靠吃饭来补充能量。下面我们来看吃饭是如何给人带来能量的。

我们平常所吃的谷物和水进入胃后，会被脾中的阳气磨化而变成精华供养人体，在这里我们先将水和谷物分开来。

先看谷物的运化，谷物通过脾阳的磨化变成精华和渣滓。渣滓往下传，通过肠道变成粪便而出。谷物中的精华分为具有能量的谷气和能够承载能量的谷精。谷气随脾阳左升而归心、肺，而谷精随胃阴之右降归肝、肾。因此，《素问·玉机真脏论》曰："脾为孤脏，中央土以灌四傍。"

心之火气靠谷气上升来补充，所以究其根本，食物中的谷气是人体一切活动所需能量的来源。而肾精和肝血的前体是谷精，谷精有承载能量的作用，所以由其所化生的肾精和肝血都具有承载阳气的作用。

　　脾胃运化食物为人体带来了谷气和谷精，为圆运动带来阳和阴，就如同最初中气为这个宇宙带来阴和阳，所以人的中气即为脾胃之气。我们在上一论中并没有把人体的圆运动画完，现在是时候把圆画完整了。

　　学习中医的人都认同脾胃是阴阳五行升降的枢纽，因为在很多情况下，脾胃出了问题，会导致肝气不升，肺气不降，进而影响整个圆运动。脾胃就像轮子的中轴，而心、肺、肾、肝之间构成轮子的外圈，中轴一转动，带动轮子转动，具体运转情况就如上图。脾胃，枢纽之称名副其实，可是又有多少人能清楚地解释脾胃为何能配得上这个称号呢？如果我们可以弄清楚这个问题，就算是真正踏入中医的大门了。

　　黄元御说："己土（脾土）左旋，谷气归于心肺；戊土（胃土）右降，谷精归于肾肝。"这句话概括了脾胃运化谷物的结果，也解释了脾胃之所以为枢纽的原因。

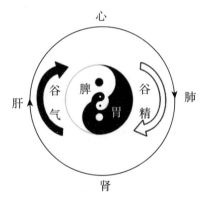

圆运动逻辑图

　　谷物在脾阳的磨化下，其散发能量的谷气从中土升于心而化火，其用于承载能量的谷精从中土降于肾而化水。在上一论最后说到，肝中之木气是由肾中封藏之阳气升而化成的，初木之阳为稚阳，没有足够的能力升于上而于全身行疏泄，更不会升而化为火。不过从中土升于上的脾阳和谷气可以帮木气的忙，因为谷气具有强大的能量，从肾水中脱颖而出的木气升到中位时，谷气与脾阳便助木气一臂之力，令其有足够的能力达于全身而行疏泄，并上升化而为火。

　　不知道你们发现了没有，当你肚子饿时，脾气容易暴躁。因为人在肚子饿时中土之脾阳和谷气弱，这个时候木气得不到能量，不能顺利升达，肝气就会郁滞，人就容易发怒。至于肝气郁为什么人就会发怒，这个问题小水牛将在五情根源论里回答。

心火遇凉则收，化而为肺气，故肺气清凉而性收敛。心火遇到清凉之肺，能量降低变成了肺气。可是作为充满能量的心的邻居，肺是怎么保持清凉的呢？

《素问·阴阳应象大论》曰："天气通于肺。"肺通过呼吸作用将自然界的清气吸入人体，而将浊气呼出体外，肺就是通过这一吐一纳来保持清凉的。通常情况下，外界的温度会低于人体的温度，所以外界之清气所具有的能量低于火气。清气的吸入使得肺清凉而能收敛。人在高温的环境下体温会变高，容易眩晕、头痛、恶心，就是因为吸入的气不再清凉，不能使肺保持清凉而收敛心火，所以火盛于上而发病，这种情况就是我们常说的上火。

自然界的清气能使肺金保持清凉，但是这样的收敛之力是有限的。什么意思呢？就是说单靠清气不足以收敛足够的心火。肺金需要依靠谷精和胃阴来完成收敛的任务。

谷物被脾阳磨化后分为谷气和谷精。充满能量的谷气为圆运动提供阳气，而谷精的作用是什么呢？承载能量。在谷物还没被消化时，谷精和谷气是一体的。谷精承载着谷气，使得能量不会飞散。如果没有谷精，谷气就会飘离谷物而升于上空。

谷精是一个收敛、存储能量的载体。所以当胃阴和谷精右转降于下时，谷精能够帮助肺金完成收敛心火的任务，并将收敛而来的阳气一同带入肾水中，使得肾水温暖。故黄元御说："胃土右转，收敛之政行，故清凉而化辛金。"

如果中气不运，食物就会停滞在胃中而成宿食。食物不被消化就不会有谷气和谷精。没有谷气，木气不能达于上而为火，没有谷精，金气不能收于下而为水。中气一衰，金、木、水、火皆出问题。所以脾胃是人体五行之枢纽。正如黄元御在《四圣心源·气血原本》里所言："盖脾土左旋，生发之令畅，故温暖而生乙木（肝木）。胃土右转，收敛之政行，故清凉而化辛金（肺金）。"

温暖才能生乙木，清凉才能化辛金。脾土升谷气为肝木带来温暖，胃土降谷精为肺金带来清凉。枢纽之理如此而已，可讲得清楚的人又有多少？所以不得不感叹黄老的博学，把医理分析得如此透彻明了。

饮入于胃，脾阳磨化

似乎到这里我们就把五行运动之圆画完了，可事实上我们真的完成了吗？

中医理论为根基，临床实践是枝叶，切莫在学习理论的时候赶时间。学习是件快乐的事情，如果连学习都是赶着的，这世界还有什么事能让我们停下来享受？根基不打牢，实践起来必定会摇摇晃晃。伟大如乾隆御医黄元御都花了近十年的时间学习《伤寒论》，我们又岂能着急这一时半刻？

通过了解谷物在脾胃中的运化，知道了脾胃在人体中发挥枢纽的作用，但谷物并不是脾胃运化的唯一，脾胃还运化着更为重要的物质——水。

《本草纲目》说："药补不如食补，食补不如水补。水是百药之王，水是营养之首。"水是生命之源，人可以三天不食，但不能三天无水。那水对于人到底有什么作用呢？而水在人体内又是怎么运行的呢？

《四圣心源·精华滋生》曰："水谷入胃，脾阳磨化。"水跟谷物一样都是由脾阳磨化的，但是水的磨化比谷物难，需要的脾阳会更多。进入胃的水靠脾阳和谷气蒸于上而化为雾气，雾气遇到清凉的肺金则化而为水，水进入人体后，通过一蒸一敛滋润脏腑。

水在人体运化的过程是不是很像下雨？所以不要再好奇小水牛为什么在第二论中会花大篇幅讲下雨的过程了，一切冥冥中自有注定呀。

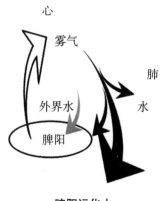

脾阳运化水

《素问·阴阳应象大论》曰："地气上为云，天气下为雨。"人喝进体内的水通过脾阳蒸于上而为雾气，归于肺家。肺金清肃，雾气遇冷降洒，化而为水。气化之水，有精有粗。肺金通过肃降将水运送到全身，其中精者入脏腑而为津液，脏腑得津液润泽而不渴。水中粗者入膀胱而为溲溺。在这里可能会问谷物有精粗好理解，因为能看到形状大小，可是怎么水也有精粗呢？

人们对于水的认识似乎只停在 H_2O，如果思维停留在我们平常生活接触最多的水，那就分不了精粗。水随着外界环境不同，其状态也会不同，在寒冷的环境是冰，在炎热的环境可能就变蒸汽。不同的状态一般也有不同的名字，但其实都是水。所以如果冰、水、蒸汽三者能分精粗，气化之水当然也可以。气化的水得到的能量并不是全部一致，所以一堆雾气里也有能量高的和能量低的，不同的能量会对其状态产生影响，所以气化之水也有精粗之别。

我们不需要完全理解水之粗细，因为这对理论的理解几乎不会产生影响。在这里写出来，主要是想让大伙感受一下自然内在的魅力。

胃土右转，肺金才能行收敛之权，而肺金将雾气化为水的过程同样少不了胃阴和谷精的帮助。水与谷精结合下行到肾，补充肾水。肾水得到从肺金收敛而来的心火，温而上升化为肝血。肝血中的温气因脾土之左升而上达于心，成为心火；肝血中的阴液升达而为心阴。所以肾水、肾精、肝血、心阴皆源于水和谷精。

喜欢往上升发的阳气，需要依存在阴水中，才能藏于人体内。如果人缺水，阳气便会脱离人体而散出，人就会有生命危险，可见水对于人的重要性。

完整的圆运动

谷物与水通过中土脾胃的运化为人体带来了阴和阳。至此，我们真就可以把人体五行的圆运动画圆了。

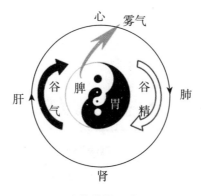

完整的圆运动

对照着上图，我们将整个圆运动的过程完整地演示一下。

水谷进入胃土，通过脾阳的磨化后，水和谷气随脾阳升于上，充满能量的谷气升于上而为心火，水蒸于上而为雾气。

谷精随胃阴降于下，使得肺金清凉而能收，上之心火遇清凉之肺而降为肺气，上之雾气遇清肃之肺金而化为水。

水与谷精带着收敛而来的阳气行于下而入肾，并补充肾水。肾水得到阳气而变温。

肾水温升而化肝血，肝血半升而得到脾阳与谷气之助，其气达于上而化心阳，其血达于上而滋心阴。

土气运化为圆运动带来了动力，脾土左旋和胃土右转带动整个圆的转动。土不但是圆的中心，更是圆的核心，所以中气之盛衰直接影响着人的生命质量。

整个圆运动阴阳同行，使得火不过热，水不过寒。《四圣心源·中气》曰："脾升则肾肝亦升，故水木不郁；胃降则心肺亦降，故金火不滞。火降则水不下寒，水升则火不上热。平人下温而上清者，以中气之善运也。"圆运动正常运转令人下温上清、健康无疾。

整个圆运动概括介绍完了，如果你弄明白了，那恭喜你已经真正地步入中医之门了。如果大家还是有点儿迷糊，没关系，从现在开始小水牛将把圆运动的思想贯穿于所有要谈到的问题。实验是检验真理的唯一标准。接下来，小水牛将带领大家去感受圆运动的神奇和伟大。

第五论　糟粕传导论——屎为米之尸，尿为水之尸

有精华就会有糟粕，而人是通过排尿和拉屎的形式将糟粕排出体外的。想成为一名悬壶济世、妙手回春的医生，自当不该避讳屎和尿，因为屎和尿的排泄情况在临床诊断上有着非常重要的价值。如果医生觉得谈屎尿有失身份，病人觉得不好意思，两者"默契"地避开了这个"不雅"，就可能会导致诊断错误，造成严重后果。

粪便传导

有位现代诗人写道："屎是米的尸体，尿是水的尸体。"这句话无论是从汉字的结构分析，还是从阐述的道理来看都非常完美。《四圣心源·精华滋生》："水谷入胃，脾阳磨化，渣滓下传，而为粪溺。"谷物经过脾阳的磨化，其中谷精和谷气随脾升胃降输送到全身，剩下的残渣从胃进入肠道。残渣在肠道中囤积到一定程度时，就从魄门（肛门）而出。

粪便之所以能在肠道中囤积到一定程度，是因为魄门有控制的作用。魄门即为肛门，魄门受木气疏泄之力和金气收敛之力相互控制。脾阳升而肝木达，在脾阳的帮助下，升达的木气通过肝经和胆经行于周身，故处处有木气。胃阴降而肺金敛，在胃阴的帮助下，降敛的金气通过肺经和大肠经行于周身，故处处有金气。升达的木气和降敛的金气在魄门处相遇，金融而气调，木荣而血畅，一收一疏地融金和荣木能够调控魄门的排便工作。

《四圣心源·痢疾根源》："金性敛而木性泄，其出而不至于遗矢者，庚金敛之也，其藏而不至于闭结者，乙木泄之也。"木和金一敛一泄，控制着魄门这个开关，所以有关排便的问题只要研究金木便好，金木和谐则排便通畅，金木不和谐则排便不畅。而金木不和谐，其实就是收敛之金与疏泄之木两者之间闹矛盾，甚至打架。

这个世界上，只要是打架，结果就永远是以下三种。

第一种：收敛之金打赢了，则木行使不了疏泄之力，粪便则排泄不出，故金敛之力强则木欲疏而不能，遂便秘。

第二种：疏泄之木打赢了，收敛之金抵挡不了木的攻击，粪便就会像失控一样排出体外，故木泄之力强则金欲敛而不能，遂泄利。

第三种：金和木两者僵持住了，金偶尔占上风，木偶尔更强，这样一来一往会伤了肠道，最终可能会发生痢疾。

只要圆运动不正常，人体能量转换就会出问题，原本可以在一起有序协调工作的各种力量就可能发生矛盾。一旦发生矛盾，人就会出现各种不舒服，这些不舒服就是人的病症，所以我们可以把疾病都看成是五行之间的矛盾。

遇到排便的问题，先考虑到这是木与金的矛盾之争；其次再判断是木陷于下，是金郁于上，还是金木同陷；最后修补矛盾之争带来的破坏，解决了金木矛盾，则排便的问题迎刃而解。

举个例子，若脾阳衰弱不升，导致木气升达不上去。升不了的木气会越郁越想疏，往上走不了则往下行疏泄。此时木气强于金气，所以木气后泄而为下利。平常所说的吃错东西拉肚子的原因几乎就是这样。此时只要温补脾阳，升达木气就可以。简单地说，只要这四味药就可以：茯苓、干姜、桂枝、甘草。如果家里不方便常备中药的，可以备一盒补中益气丸，医理是一样的。甘草、茯苓培土燥湿，干姜温补脾阳，桂枝升达木气。

脾土的湿气除则脾阳恢复得快，脾阳一升则木气在桂枝的帮助下就能上达得更快，这样木气就不会郁陷于下，而粪便没有了木疏泄的动力就不会再下利，拉肚子就能止住。当然木气郁陷可能会化热，也可能郁而成风，耗伤津血，这都需要进一步的诊断，所以吃了补中益气丸也没用的就得马上看医生。不可贸然耗下去，拉肚子的过程会泄中气，久利不止是会有生命危险的。排便的问题先粗略谈到这里，以后小水牛还会更详细地讲。

尿液传导

排便由木气和金气相互控制，所以才会疏敛有度，排泄正常。而正常人的排尿也是有节律的，也是由疏和敛这两种作用相反的力量控制的，不过不再是木气和金气这么简单了。

我们还是从头开始说起。毫无疑问，尿来源于水，所以说"尿是水的尸体"是再恰当不过了。上一论刚讲过，饮入的水在胃中经脾阳的蒸化向上变成雾气，而雾气经过肺家的凉降则化为水，其精者入脏腑而为津液，其粗者则进入膀胱而为溲溺。在这里我们先来谈两个问题。

其一，为什么粪便是干的？平常我们吃的食物中会含大量的水，有时候吃饭也会喝汤，水和谷物同时进入人的胃，为什么产生的粪便却是干的？如果你弄懂了上一论的内容，这问题根本就不是问题了。水在胃中只是停留一下就马上被脾阳蒸于上，而谷物中的渣滓顺胃而下，水和渣滓在胃中就分开了，胃中的水不会进入肠道，所以粪便是干的。

其二，拉肚子时拉出的水从哪里来？是从胃顺流下来的。刚刚不是才说胃中的水会被脾阳蒸于上，不会下到肠道中去吗？没错，但是前提得有脾阳蒸水化气。如果中土脾阳衰弱，不能把水完全蒸化，水就会流入肠道，与粪便纠缠在一起。肠道因为大量水的进入，失去了收敛的作用，就会导致泄利，当然这期间也少不了乙木的搞鬼。小水牛刚刚推荐治拉肚子的四味中药里，干姜补脾阳一方面是为了达木，还有另一方面就是为了蒸水化气。所以不要觉得我在开玩笑，那四味药真的不是随便介绍的哟。

排尿过程受水的收藏之力与木的疏泄之力控制，气化于上的水由肺金凉降而化水归于膀胱，肺金从上收敛的火也随之入膀胱，这个火就是从心火而来的，这里称为相火（至于为什么要把这里的火称为相火，我们以后会谈，只要先记住都是火就好）。

膀胱是肾的附属国，膀胱之水能把相火传递给肾水。肾水得到相火后，变成一池暖泉，其中的温气能生肝木，木气发达，疏泄之令通畅无阻。而膀胱将相火传给了肾，膀胱保持清通而水利。相火闭藏在肾中，使得膀胱水府清通，水府清通为木气行疏泄提供一个顺畅的环境，而木气又受到金气的制约使得疏泄有度，所以"水藏而不至于闭癃，出而不至于遗溺"。

思考小便的问题主要还是围绕相火和木气这两者，金气对小便的约束力并没有那么强。所以有些肾虚不收藏相火的人，一打喷嚏尿就会不受控制地流出来，而他们的收敛之金气不一定会弱。

相火和木气之间的问题集中在下陷于水腑的木气与相火形成正面的对抗：相火要从膀胱进入肾水，而郁陷的木气偏偏要从肾水中往外排泄，这样两者就很容易打架，这一打架还是那三个结果，后面我们再谈。我们也可以先思考这三个结果会分别导致什么后果？

排便出问题是金气与木气两者打架，排尿有问题是木气与相火打架。这个木气都是打架的发起者，少阳萌动，沉不住气，就好像一个总喜欢在外面惹事的好动少年。所以我们需要管理好木气，别让他那么冲动，要让他成长起来。故黄元御在治病时一遇到木气郁陷就会马上让其升达，不敢有一刻怠慢。

满而不能实，实而不能满

膀胱之所以为阳腑，而肾为阴脏，是膀胱里的水含有的能量比肾的高。也正因为两者能量有差别，所以膀胱能把相火传递给肾水。

对于脏腑阴阳论比较受欢迎的观点是脏主内而腑主外，所以脏为阴而腑为阳。我想说，这种观点是很牵强的，凭什么在外的就是阳，在里的就是阴？在寒风凛冽的山村里，一户人家烧起了暖炉，屋子一下就暖和起来了，难道这个时候屋里是阴、屋外是阳？阴阳是以能量的多少为标准，跟位置没有绝对的关系，只不过能量喜欢往外跑，所以人们会认为里为阴、外为阳。

脏腑之阴阳是根据能量的高低来分辨。《素问·五脏别论》曰："所谓五脏者，藏精气而不泻也，故满而不能实。六腑者，传化物而不藏，故实而不能满也。"五脏藏精气主要是为了五脏之间进行能量转换，而六腑更多是一种传递物质的作用，所以六腑需要更多的阳气来传化谷物、水、渣滓等，故腑相对会比脏含更多的阳气，所以脏为阴，而腑为阳。

相信很多学习中医的朋友会被"满而不能实，实而不能满"这句话弄糊涂。记得有这么一个故事：一个国王跟他三个儿子说，谁能在花钱最少的情况下把屋子填满，谁就是下一任国王。其中两个儿子买了很多沙子和稻草最终都没能把屋子填满，而这时候国王的小儿子从兜里拿出一根蜡烛并用火柴点燃了，房间瞬间被烛光充满了，小儿子最后凭借着智慧成为王位继承者。

这个故事对于"满而不能实，实而不能满"的理解有一定的帮助，它提醒了我们，要充满一个空间并非要用有实际体积的东西不可。

脏主藏精气，精气越多越能带来更多阳气，所以脏被精气充满是吉象。可是精气不像谷物一样有实在的体积，而脏要被精气填充就不能被水谷这些有形之体占据宝贵的空间，故五脏是"满而不能实"。

六腑是传化饮食水谷的，既然要传化就必须有空间，就好比一辆运煤的车要在道路上行使，首先得保证道路不拥堵，更不可以被填满，故六腑是"实而不能满也"。

第六论　五运六气论——天干地支并不深奥

用五运六气来推测未来的天气和疾病的发生趋势是一件非常非常好玩的事情。若非学艺不精，小水牛还真想戴副墨镜在集市旁摆个摊给人"算病"，来个张三就告诉他今年是金运不及之年，得吃多些清凉滋润的食物，不然秋天易犯咳嗽，而且难以治愈。

这绝非是取悦大家的戏言，如果平时容易上火咳嗽的人，今年（2015 年乙未年）得多食清凉滋润之物，不然秋天会咳得更厉害，而且一般的药物起不了什么作用，所以有的人一咳得咳上一两个月。待本书出版后，大家可以检验一下我的说法，如果不幸被小水牛言中，可以到我的微博（@ 小水牛 –Tiseason）吐槽，当然也欢迎大家带来善意的批评与建议。

想必到时候会有人来批我迷信和故弄玄虚，实话说小水牛并没有能力把五运六气学贴上科学的标签，但这不意味着它不科学。要想科学地解释，需要研究整整六十个甲子年的天气变化情况，正因为工作量太大，这件事就没人敢开始做。可是只要此事不完成，就没法很好地证明五运六气学的科学性，所以一直以来用五运六气学说预测天气和疾病总被人当成是不靠谱。

20 世纪 70 年代，五运六气这门学说差点就被一些别有用心的人给破坏掉，幸亏当时一些在运气学造诣颇深的前辈极力护持，现在我们才有机会了解这门学说。这门由前辈冒着生命危险保留下来的学说，怎么样也值得我们花时间来研究一下吧。

若小水牛是气象局局长，必会抓紧时间把过去六十年的天气变化整理出来，再与传统的五运六气学说相对应研究，弄出一本能指导人们生活和预防疾病的现代五运六气学。这必将会是一本改变人们生活的书，这本书的作用甚至可以与张衡的地震仪相媲美。可惜了，我不是局长，没有能力召集大批有能之人来做这个事情。且罢，咱们还是干点力所能及的事吧。

五运六气学说

五运六气学说最早被记载在《黄帝内经》里，《黄帝内经》问世的时间大概是在七雄争霸的战国时期。《黄帝内经》里的五运六气学说已经很完整，这么复杂的学问不可能是由某人瞬间顿悟出来的，所以小水牛认为五运六气学说形成的时间可能要在战国之前。

战国时期是公元前 476 年到公元前 221 年，距今两千多年了。两千多年前与现在会有什么差别？这么说吧，如果让你跟一个来自战国时期的人聊天，你有信心能听懂他说的话吗？你们俩有着两千多年的文化差距，你跟他说现在已经可以隔空面对面上网聊天了，他跟你说今天刚出门的时候算了一卦是明夷卦，所以就出来了。让人哭笑不得的是，你说的是新中国成立以来推广的普通话，他说的是战国时期的话，你俩的对话估计也不会超过两句吧？

我们能想象与战国时期的人交流是很困难的，那完全看懂他们写的书几乎是一件不可能的事情。所以那些初学中医的同学千万不要只抱着一本《黄帝内经》读，你是不可能完全搞懂的。再说，到现在也没有哪个人敢说自己完全搞懂了《黄帝内经》。同样，单独看《黄帝内经》也不能理解五运六气学说，里面有很多我们不认识的字和不属于我们认知范围内的逻辑。比如《素问·天元纪大论》中"太虚寥廓，肇基化元，万物资始，五运终天，布气真灵，揔统坤元，九星悬朗，七曜周旋，曰阴曰阳，曰柔曰刚，幽显既位……"这样的字显然是我们不愿意见到的。可是，现在好多人在谈五运六气时却总会冒出这些字词，貌似很有知识，但却让人听不懂，也不知道他本人是否真的懂。

提了那么多次五运六气，那到底什么是五运六气呢？

六气是指六种天气，即寒、热、暑、燥、湿、风。而五运是指五行的运行规律，即我们之前说过的能量传递的五行圆运动规律，而五运六气学说就是将自然天气变化和五行运动规律结合在一起的学说。

太阳通过传递光热为地球带来能量，而这些能量作用于地球表面会形成很多自然现象，这其中就包括天气和气候。因为在太阳公转和地球自转的影响下，地球上的能量会从高传到低，再由低蓄积到高，这种汇集成一个圆的规律，就是能量的圆运动规律。能量的变化会使地球呈现不同的天气，如地球表面的能量高，天气就热；地球表面能量低，天气就寒；空间的能量差，会影响空气流动而形成风；太阳发散出的能量，还能蒸腾地面的水，水在地面弥漫会形成湿气，升于高空遇冷还会形成雨。因此，水与空气在能量的影响下，形成了复杂的天气。

因为能量呈圆运动的规律，所以天气也会随之有一个规律。一年四季轮回是我们比较熟悉的一个规律，一些具有丰富农耕经验的农民还知道二十四节气。应该不会有人质疑一年由春、夏、秋、冬四季组成吧？因为这也太明显了，暖春一过就是热夏，紧接着就是凉秋，跟在后面的是寒冬，寒冬过后又回到暖春。即使有一些地方号称四季如春，可是那里的一年四季其实也有着很大的差别。

一年之中能量以圆运动的规律变化，这是一年产生四季的根本原因。可是地球的能量变化规律始终没有像太阳公转和地球自转那么恒定。因为阳气，也就是能量，在变化的过程中受到地球环境的影响：如有些地区有高山，有些地区有大河，有些地区是岩石，有些地区是一望无际的草原。这些因素破坏了原本恒定的能量变化，导致了每一年气候都有略微不同：有时候冬天特别冷，有时候却又不太冷；有时候夏天热得半死，有时候反而挺凉爽。

复杂的地球环境将原本有恒定规律的能量变化弄得不太规则，而能量的变化又不会因为过个年就留在上一年，它还会影响第二年的能量变化，也就是说会继续影响来年的天气，这样就导致了每一年天气几乎都不完全一样。而有一些关键的变化还会像蝴蝶效应一样，甚至能影响几年后的气候。所幸的是，地球环境变化甚小，所以能量变化引起的天气变化还是有一定规律可循的。

我们伟大而又勤劳的祖先将气候变化做了一次超级系统地整理后，发现中国的气候会以 60 年为周期循环，年与年之间相互影响，每一年有其特定的规律。古人把这些气候变化规律整理出来，就形成了五运六气学说。

我们的祖先在分析影响天气变化的因素时，除了立足于地球环境外，还研究到了天空中的九星和七曜。九星包括天蓬星、天芮星、天冲星、天辅星、天禽星、天心星、天柱星、天任星、天英星，七曜包括日、月、金星、水星、木星、火星、土星。此外，还观察到二十八星宿。

是啊，地球附近的星球一定会影响到太阳给地球传递能量的呀。放在现在，还有谁有勇气这样全面地研究一个问题，这远比弄出一艘顶尖航空母舰要艰难得多。

我无法想象，生活在两千多年前那个科技落后，而且战火纷飞年代的人是怎样把五运六气研究出来的。更不敢想象，为了这个五运六气的规律，伟大的中华民族付出了多少财力？花了多少时间？流了多少血？又死了多少人？可是现在居然有人企图让五运六气以伪科学这样莫须有的罪名永远消失。如果最终这么伟大的学问因为被批为伪科学而遗失了，我们拿什么去见千千万万为之奋斗甚至牺牲的祖先呀！

天干地支纪年法

好吧，我们继续学习。讲五运六气学说，得先从天干地支开始。天干是取义于树干，而地支则取义于树枝，所以天干地支有干支主次之分。不过，天干地支从最直接的用途上看，只不过是用这两组数来计算时间而已。

天干有十个数，依次为：甲、乙、丙、丁、戊、己、庚、辛、壬、癸。

地支有十二个数，依次为：子、丑、寅、卯、辰、巳、午、未、申、酉、戌、亥。

不要害怕这些看起来很深奥的字，大家觉得难懂，只不过是因为我们用得少而已。就好比苹果手机刚上市时，满大街都宣传着 iphone4，第一次听到我还以为是一种糖果的名字，后来才知道原来是一款手机名字。所以根本不需要害怕这些我们从未见过的字，我们的祖先是勤劳而朴实的人，追求的都是至高至简的大道，不会用枯涩难懂的文字来传播大道的。

刚接触天干地支的时候，小水牛就只把这些字当成是计年用的工具，就跟用阿拉伯数字"2015"表示今年年份是一样的。不过我还是想建议，大伙如果不太熟悉这些字，先拿笔写几遍。对于学习中医的人来说，天干地支这些字一定要熟悉，而且不能混淆，特别要注意"乙、己、巳"和"戊、戌"，这几个字出错率很高。

古代的人是怎么用天干地支这两组数来纪年的呢？

天干地支两组数中两两搭配，合一记为一年，然后按顺序依次都进一位，天干按甲、乙、丙、丁的顺序轮圈，地支按子、丑、寅、卯的顺序轮圈。轮圈的意思就是天干从甲出发，每一年进一位，那第二年就为乙，依次下去第十年天干就为癸，到第十一年癸没位可进了又变为甲，这样每一年又从甲开始进一位。地支也是这样轮，只不过地支轮圈周期为十二年，天干周期为十年。

比方说，如果第一年是甲子年，第二年是乙丑年，第三年是丙寅年……第十年是癸酉年，到这里天干已经到头了，可是地支还没，下一年怎么算？轮圈，你天干轮你的，我地支轮我的，第十一年天干轮回到甲，而地支继续进一位为戌，所以第十一年为甲戌年，第十二年为乙亥年。到这里地支到头了，下一年地支就轮回到子，所以第十三年为丙子年。天干的周期为十年，而地支的周期为十二年，它们之间的最小公倍数为六十年，所以从甲子年到下一个甲子年需要六十年。

举个例子，1924年是六十甲子第一年，即甲子年，甲为天干，子为地支。到了1925年，天干和地支都得进一位，甲子年天干之甲就变成乙，地支之子变成丑。所以，1925年是乙丑年，这样依次下去，1933年就是癸酉年。到了这里，天干已经轮了一圈了，可是地支还没有，怎么办呢？天干从头开始，地支继续进一位，所以1934年是甲戌年，同理，到了1936年地支从头开始，即为丙子年。1984年与1924年正好相隔六十年，所以1984年也是甲子年。我们以天干为主干，地支为背景列一个六十甲子年的表。

天干	甲	乙	丙	丁	戊	己	庚	辛	壬	癸
地支	子	丑	寅	卯	辰	巳	午	未	申	酉
	戌	亥	子	丑	寅	卯	辰	巳	午	未
	申	酉	戌	亥	子	丑	寅	卯	辰	巳
	午	未	申	酉	戌	亥	子	丑	寅	卯
	辰	巳	午	未	申	酉	戌	亥	子	丑
	寅	卯	辰	巳	午	未	申	酉	戌	亥

六十甲子年排列顺序

按照这样的顺序排，六十年为一个甲子周期，2014年正好是甲午中日战争120周年，所以2014年是甲午年，今年在甲午的基础上各进一位，则为乙未年。天干地支纪年法是不是没有想象中那么复杂，其实就是这么简单。以后我们写文章落款时间就可以用天干地支了，例如"文章停笔于乙未年己卯月辛卯日酉时"（2015年3月16日下午5点）。

正如上面落款所写得那样，月份、日期、时辰与年份一样都是以六十甲子为周期轮的，而且是各轮各的，互不影响。月份从甲子月轮六十个月后又到甲子月，日期也是从甲子日轮六十天又到甲子日，而时辰是从甲子时轮六十个时辰又回到甲子时。传说中的生辰八字就是指婴儿出生那一刻的时间，例如某某生于乙未年庚辰月丁巳日庚午时，这个时间由四个干支组成，总共八个汉字，所以被称为生辰八字。把年月日都用干支来表达会比较混乱，容易让人犯迷糊，所以民间的百姓常会删繁就简，单独用地支来代表农历月份。

子月：十一月	丑月：十二月	寅月：一月
卯月：二月	辰月：三月	巳月：四月
午月：五月	未月：六月	申月：七月
酉月：八月	戌月：九月	亥月：十月

可能有的人会问：为什么不以子月为一月呢？这是因为汉武帝为了更好地配合农耕，将立春定为每年之始（这个规定持续两千多年，后被袁世凯篡改了），而按照黄帝计数时间，立春的时候是寅月，所以就将一年之始的寅月定为一月。

至于日期就直接用数字，一月第一天就是寅月初一，依次下去。

古人以一个地支为一个时辰计算每一天的时间，一天有十二个时辰，即二十四个小时。那很明显，一个时辰是两个小时。以子时为一天之始，按顺序排，最后以接近子时结束。具体分布如下。

子时：23—1 点	丑时：1—3 点	寅时：3—5 点
卯时：5—7 点	辰时：7—9 点	巳时：9—11 点
午时：11—13 点	未时：13—15 点	申时：15—17 点
酉时：17—19 点	戌时：19—21 点	亥时：21—23 点

这其中有争议的地方是到底以 0 点为一天的开始，还是以子时 23 点为始。按现在 24 小时计数是以 0 点为开始，按地支来算则是以 23 点为开始。有一孩子出生在大年三十晚上 11 点半，按照干支计时的方法，这孩子应该算是正月初一生的，可是爸妈觉得大年三十的日子比较好，以 23 点半还没到 24 点为理由，认为孩子是大年三十出生的，这样这孩子出生半个小时后就两虚岁了。小水牛觉得两种方法都可以，怎么喜欢怎么来，讨一个吉利而已，不用太苛刻。

我们用天干地支来纪年、计月、计日、计时的方法都讲完了，为了检验下学习成果，现在放下书想一下北京奥运会开幕式的时间（农历 2008 年 7 月初八 16 时）

用天干地支来看是什么年什么月什么日什么时？如果都对了，那就继续下面的内容吧。

单从计数层面看，天干地支已经没什么东西可以讲了，可是这在五运六气学说中才刚开始，连入门都不能算，就好比在解读哥德巴赫猜想时才刚说完123是什么。真的，我们只讲了123，还没讲加减乘除，更别提那些更加高深的猜想。我们自然不能满足于123，不然买个菜都会被骗了。

请允许小水牛问一个问题：亥月、子月、丑月组成一个什么季节？

亥月、子月、丑月也就是农历十月、十一月、十二月，这三个月正是冬季。

那冬季天气有什么特点？寒冷啊，这答案隔壁刚上小学的小花都知道。

好，那再问个问题：亥时、子时、丑时天气有什么特点？

亥时、子时、丑时也就是夜里21点到3点，这是一天最冷的时候啊。

好，你再看一下，我刚刚说的这三个月和三个时辰有什么共同点？

呀！都是亥子丑啊！奇了怪了，巳午未月是一年的夏天，巳午未时是一天中最热的时候，名字都对应啊！难不成这些干支纪年不只计数这么简单，难道另有奥妙？没错，真没这么简单。不然就不会搞得这么复杂，直接用阿拉伯数字来计时不就好了，直接明了。民国时期的专家就是这么想的，所以也就有了现在的2015年，而不再是乙未年。

我们一开始说五运六气是古人将六十年的气候变化规律做一个整理归纳，五运六气是讲中国气候变化规律的，而每个天干地支的数是有其特点的。这是因为每一年、每一个月、每一天能量的变化都是圆运动，即从低开始到高再到低，所以用来标记开始的地支"亥子丑"指示着能量比较低，即天气比较冷的时候。

天干和地支是有其五行背景的，所以天干地支组合在一起能分析气候规律。但要注意一点，气候变化是原本真实存在的，并不是靠天干地支推算出来的，只是古人将这些规律整理在一起，然后用天干地支来解释。这点要特别注意，这关系到五运六气究竟科不科学的问题。

就好比古人通过测算无数个圆的面积后，研究总结出了圆面积的计算公式，以后就可以用这个公式来推算任何圆的面积。但要知道面积是真实存在的，不是因为这个公式才有的。天干地支和气候变化规律之间也是这样的。

大家都认为，只靠天干地支这几个字来预测未来的天气是一件很荒唐的事，但

为何对用 $\pi \times r^2$ 能算出太阳的面积却深信不疑呢?

讲气候变化,得先了解有什么气候和天气,我们从最熟悉的说起。一年分为四个季节,即春、夏、秋、冬。春温、夏热、秋凉、冬寒接连出现是不变的规律。特点鲜明的四季可以用六种天气来划分,即风、热、暑、湿、燥、寒,六气。而他们分别有一个帅气的名字:风叫厥阴风木,热叫少阴君火,暑叫少阳相火,湿叫太阴湿土,燥叫阳明燥金,寒叫太阳寒水。

五运六气中的六气讲的就是这几位,其实就是最普通的六种天气,他们之间是有先后顺序的,而他们转换的原因也是因为大气中能量的变化。他们的名字暴露了其五行属性,而五行属性又代表了其独有的能量变化形式,我想说什么呢? 这六气连在一起,其实也不过是五行圆运动而已。下面我们来逐个了解。

厥阴风木

大寒到春分前为厥阴风木主气,此时地下水经一整个冬天的封藏,其能量开始向上散发到地面,所以地面天气由寒转温,而能量从封藏到散发的过程是一个能量疏泄的过程,是为五行之木也。

疏泄若不通则形成风,所以又称为风木,故厥阴风木的天气特点是温和风。厥者,极也。厥阴是说阴气最重之时,说的是大寒节气。大寒之时,地下水封藏能量已经达到极点了,此时地上阳气最少,阴气最多,所以叫“厥阴”。而从大寒节气开始的风木之气,就称为“厥阴风木”。

少阴君火

春分到小满前为少阴君火主气,这时因木气不断上升,能量得到累积,木化而为火,所以天气从温转热。火主神明,在五行之中拥有最高地位,故称君火。

大寒到春分期间,地下的阳气不断升于地面,地下阳气越来越少,而相对应的,地上的阴气越来越少。到春分时,地上与地下的阳气就相等了,而君火之气是由地上阴气变少过渡来的,所以称“少阴君火”。地下和地上的能量变化不是小水牛臆想出来的，家里有口井的朋友就能明显感受到地下和地上的能量变化。冬天天气很冷，从井里出来的水竟然是暖的；夏天非常热，从井里打出来的水用来冰镇西瓜却是最适合不过的。所以我一直认为，家里有口井的人是最幸福的，总能阴阳上下相协调。

少阴君火的天气特点，无疑就是热。

少阳相火

小满到大暑前为少阳相火主气，从小满开始大气能量在继续增加，所以天气更热，而这么强大的火将地下之水蒸腾于上而为暑热。在这里就能知道水的消耗是需要很强的能量的。那些脾阳虚的人动不动就会拉肚子，就是因为体内能量少，不足以消耗多余的水。

夏至处于少阳相火主气期间，这一天是全年阳气升发最快的一天。有的人说夏至是夏天到了的意思，其实不是的，夏至是夏天达到极致的意思。夏天代表的是一种能量的宣发，不单单是热。夏至日，地下的阳气升发最快，而地上的阳气降敛最慢，这样就达到了一个极致的升发速度。夏至过后，升发速度就开始降低，而降敛开始增加。这种现象，一直保持到大暑那天，升发和降敛速度一致。

也许有人理解不了我在讲什么，我画个图吧，如果对二十四节气尚没有接触的，先找面特别干净的墙，反省一下。再找一张漂亮的二十四节气图，对着下图看。

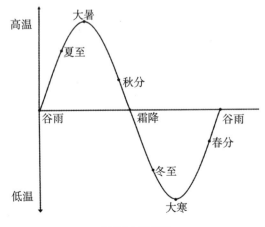

四季温度变化

　　上图是四季温度在地面和地下的变化曲线，最高点代表地面温度最高值，最低点代表地下温度最高值。没有画的地方有劳大家发挥想象力，特别要想一下，同一时间地面和地下温度与阳气的变化。

　　一年四季的温度变化是由阳气在地下和地面的传递导致的，而传递的方式主要是升发和敛降。阳气从地下到地面是升发，而阳气从地面到地下是敛降。夏至时，阳气升发速度最强而敛降最低；夏至过后，其升发速度降低而敛降升高；到大暑时，升发与敛降同速度。可以知道，从夏至到大暑这个过程，升发一直强于敛降，所以温度在夏至过后还在不断升高，故大暑才是一年中最热的时候。

　　而过了大暑，敛降则强于升发，所以能量开始从地面敛收到地下，地表温度便开始不断地降低；冬至时，敛降的速度最快而升发最慢，从冬至后开始升发的速度变快而敛降变慢；到大寒时，两者的速度又一样，而在这之前地面温度依然不断下降，所以大寒是温度最低的时候。大寒过后，升发强于敛降，则阳气从地下而出，大地温度徐徐上升，升到大暑又开始敛降。

　　需要特别注意一点，阳气从地下升发到地上的同时，阳气也会从地上敛降到地下，两者是同时发生的，只不过有强弱之分罢了。如果升发强于敛降，则表现出地上温度不断升高；如果升发弱于敛降，则表现出地上温度不断降低。

　　热极生寒不是说一盆热水突然变成一盆冷水，生活不是变魔术，哪有这么神奇的事情。热极生寒是说温度高到极点后就会降低，这个极点就是大暑，而热极之所以能生寒正是因为升发和敛降的速度相互转换的结果。

　　在大暑时，地面的温度最高，地下的温度最低，阳气也最少，所以叫少阳。少阳相火主气期间，升发速度达到最高而降，敛降速度达到最低而升。这是一个升降的转换处，有如一位承上启下的丞相，故称为少阳相火。少阳相火主气时，天气特点为暑热。

太阴湿土

　　大暑到秋分前为太阴湿土，大暑过后，阳气开始从地面敛降到地下，而暑气随着天气变凉而化水于地上，故为水湿，此时大气充满水气，又称"太阴"。大暑到秋分是一年之正中，也是阳气升降浮沉之交，有土气运化之意，故称"太阴湿土"。

太阴湿土的天气特点是有湿气，要注意的是湿气并非一定是在大暑和秋分之间主气。其实温度从低到高，地下的水被阳气上蒸于地面也能形成湿气，所以地面阳气从高到低、从低到高都会产生土气。土气统于四季之中，只不过在大暑到秋分这段时间最为明显。

阳明燥金

秋分至下雪前为阳明燥金主气，随着敛降强度不断加强，地面阳气越来越少，温度也越来越低，而地面的湿气也被敛收于地下，故地面干而为燥，这期间最能体现出五行收敛之金气的特点。地下收敛的阳气越来越多，有阳则明，故称阳明燥金。阳明燥金主气时，天气特点为凉和燥。

太阳寒水

下雪到大寒前为太阳寒水主气，地下的水把从地面收敛而来的阳气储存起来，地面的温度达到一年中的最低，故称"寒水"；而地下之阳气达到最多，所以称"太阳"，合称"太阳寒水"。所以太阳寒水主气时，天气特点是寒。

这六气按时间发展轮替，使得一年之间有春夏秋冬，其实一年分成六个季节是最好的，只是人们感受最深的还是温度的变化，所以才为四季。

这六气主要记住其天气特点就好，至于名字不用太注意。一会是因为地上阴气少叫少阴，一会是地下阳气多叫太阳，在好多古籍中也没有找到针对这些名字的合适解释，在现代的书中，就更没人管这个问题了。上面的解释是来自《圆运动的古中医学》，其实我个人觉得这解释有点牵强，为何当时不用同一标准命名呢？不过没办法，能先记住就好，不要太纠结，也请原谅我的才疏识浅。如果有更好的解释，也请告诉我，小水牛不胜感激。

识卦之人可以借十二消息卦来思考一年中地面与地下的阳气变化情况，非常形象有趣。不识卦的人可以尝试去了解《易经》（推荐《寻回中医失落的原神》），要想参透里面的大道也许不那么容易，但如果只是想了解下还是比较简单的，不用畏惧。

一年之中的天气基本是以这六气按顺序变化而成。但是我们之前说了，天气变化的核心是因为能量的变化。而除了地球的自转和公转这恒定的影响外，还有一些外在的影响，如地形、水陆分布情况、地球之外的星球运行影响等。因此，导致了每个国家每年天气变化不尽相同。

我国古人针对中国的气候做了伟大的研究，把气候变化规律整理成了五运六气，所以五运六气并不一定适合外国，这是在整理中国气候的变化，无疑是比较适合中国的。

接下来，我们要更加深入地研究天干地支。地支没有特定的五行属性，但也可以根据地支主时和主月的时候天气变化规律将其分为五行；而天干是已经被古人按照类似的方法定了五行归属的，分别为：甲（阳木）、乙（阴木）、丙（阳火）、丁（阴火）、戊（阳土）、己（阴土）、庚（阳金）、辛（阴金）、壬（阳水）、癸（阴水）。

在人体内，五行的阴阳体现在脏腑之别，即腑为阳，脏为阴。例如甲木指胆腑，乙木指肝脏，戊土指胃腑，己土指脾脏。而在这里阳指的是太过，阴指的是不及。天干的归属，两两合为一行，按五行相生排列（木→火→土→金→水），奇数为阳，偶数为阴。

前面的一大串内容都是为接下来的叙述做铺垫的，所以请再回头捋一捋，以一个最好的状态迎接五运六气的规律。

主气

首先要说的是每年的主气。主气，顾名思义是指主要的天气。主气有六气，从大寒节开始至下一个大寒节气前结束，每一气主四个节令。依次为：厥阴风木（大寒至春分前）、少阴君火（春风至小满前）、少阳相火（小满至大暑前）、太阴湿土（大暑至秋分前）、阳明燥金（秋风至小雪前）、太阳寒水（小雪至大寒前）。

咦？这不刚说过吗？没错的，是刚说了，而且还说这六气导致了一年有四季。

年年都有四季，所以每一年主气都不变，即为这六气分别所主之时。

说了不变的，我们再来看看每年天气都不尽相同是受什么影响的。

大运

第一个要说的就是"大运"。祝福一个人在一年之中事事顺利会说"祝你今年行大运"，这其中的大运就是大的运气。在五运六气中是统指每年的岁运。例如甲午年是土运太过，则说明今年全年土之湿气都比较多，而且气运会提前而来。那怎么样知道每年的大运呢？古人将规律与天干的名字整理在一起做了归纳，得出以下规律。

天干之"甲"与与之相隔数为五的"己"合化为"土"，甲为阳数，表示土运太过；己为阴数，表示土运不及。有的人会问："甲不是阳木，己不是阴土吗？怎么在这里都成土了呢？"这涉及天干合化的问题，阳木和阴土是可以氤氲交合生出金来的，五行不同，阴阳又不同，还要交合，要用能量来分析"氤氲"就会比较困难，所以只能从实践来检验了。有一个人实践得很好，就是金元四大家的代表人物——刘完素。他在治疗人体六气之偏时，能直接用天干合化的方法立方，与传统的缺木补木、缺火补火的方法截然不同，而效果却是出奇得好。对五运六气论有足够兴趣的人，可以买一本《素问要旨论》，这本书就是刘完素对《素问》中五运六气学说的研究。他讲得绝对比我好，只不过需要很强的古文理解能力才可能看明白，要知道刘完素先生可是金代的人啊。

同理，其他的天干也都合化，分别为乙庚化金、丙辛化水、丁壬化木、戊癸化火。其中阳干代表太过，阴干代表不及。

今年是乙未年，天干为乙，乙庚化金，乙为阴干，故为不及，所以今年的大运是金运不及。今年大气收敛之力弱，秋天该凉时，收敛之力弱，故不凉。春天之木没有金的束缚升发太过，春天会有多风的情况。而全年一切能量转化都会受这个收敛之力不足影响，在人体内因金气不足，会导致肺气不足而燥，故平时就容易上火肺燥的人，今年会更加厉害。有一大部分人，特别是吸烟的朋友，今年可能会发生比较严重的咳嗽。而因为金克木，人之肝木因少了收敛之金的束缚，升发会太过，平时脾胃易湿的人在春天时，木升太过遇到脾湿的阻碍，木克土而生腹痛，故今年春天胃病也会成为热门的疾病。

司天与在泉

大运是指一年内主要的运气，这个运气影响着全年的天气。而司天是指上半年天气的主要特点，在泉是指下半年天气的主要特点。司天和在泉有一个对应的关系，即一年之中上半年与下半年是相互联系的，其联系的核心当然还是大气能量的变化。

司天与在泉的具体关系是六气分别两两为一对，即少阳相火对厥阴风木、阳明燥金对少阴君火、太阳寒水对太阴湿土。也有人把这种对应关系叫作一阳对一阴，二阳对二阴，三阳对三阴。若少阳相火司天则厥阴风木在泉，若厥阴风木司天则少阳相火在泉，司天和在泉一一对应。所以一般只需要确定司天的天气，就可以知道在泉的情况。而司天的规律与地支有关系，其关系如下。

子、午年：少阴君火司天　　丑、未年：太阴湿土司天

寅、申年：少阳相火司天　　卯、酉年：阳明燥金司天

辰、戌年：太阳寒水司天　　巳、亥年：厥阴风木司天

今年是乙未年，地支为未，故为太阴湿土司天，而太阴湿土对应太阳寒水，故太阳寒水在泉，所以今年（乙未年）上半年主要特点是多雨、潮湿，而下半年的特点是寒冷，整体是以湿寒为主。

客气

我们之前说了主气，而且还说一年的天气变化基本以主气为背景。可是一年的天气在司天和在泉的共同影响下，四季气候变化会产生一些变动，把这些变动的影响归为六个客气，每个客气分别影响着四个节气。

主气因为能量变化的恒定趋向有其恒定的发生顺序，而客气也有排列顺序，这其中必然也是受能量变化的影响。客气的顺序为厥阴风木（一阴）、少阴君火（二阴）、太阴湿土（三阴）、少阳相火（一阳）、阳明燥金（二阳）、太阳寒水（三阳）。

因为客气是受司天和在泉的影响，所以每年的第三个客气为司天之气，第六个客气为在泉之气。

还是拿今年来分析，今年是乙未年，地支为未，太阴湿土司天，太阳寒水在泉，所以第三个客气为太阴湿土，第六个客气为太阳寒水。按照客气的排列规律，今年客气的排列顺序就为第一客气为厥阴风木，第二客气为少阴君火，第三客气为太阴湿土，第四客气为少阳相火，第五客气为阳明燥金，第六客气为太阳寒水。

今年就只有第三客气和第四客气与相对应的主气不同，综合来看夏天会很热、冬天会很冷。

第三气主时为小满到大暑，主气为少阳相火，客气为太阴湿土。少阳相火是暑热，今受太阴之湿的影响，则暑湿更重。所以今年小满到大暑这段时间会感觉暑气特别重，又湿又热。

第四气主时为大暑到秋分，主气为太阴湿土，客气为少阳相火，这期间的天气与第三气时差不多，只不过此时湿是主体，而暑热是影响因子。

用五运六气推算天气，首先要知道每一年有六个主气为一年气候的基本背景，然后用天干来推算当年的大运，用地支推算司天和在泉的情况，并最终把客气演算出来。这样在大运的笼罩下，客气影响着主气的结果就会是当年天气的变化趋向。我们可以逐个时令来分析客气和主气之间的影响，以预测天气变化，而通过分析天气对人体的影响，我们也可以预测下疾病的发生趋势。

至此有关五运六气的规律和推算方法基本讲完了。还有一部分没说，就是年与年之间的相互影响，这部分也很重要，可以用来预测瘟疫和一些严峻天气的发生，要解释起来得花很多时间。恐怕写着写着就跟《四圣心源》没什么关系了，如果将来有机会，小水牛再跟大伙聊余下内容，也希望有机会把其他传统文化竭尽所知地介绍一番。

其实祖国的传统文化并不是那么枯燥难懂，当我们融入进去之后，会为自己是一个中国人而感到骄傲，并且内心会始终相信：单凭老祖宗留下的这些旷世文化，我们中国人就有能力屹立于世界民族之林。

第七论　五情根源论——情绪是治病的妙药

"昔日龌龊不足夸，今朝放荡思无涯。春风得意马蹄疾，一日看尽长安花。"人一生的努力几乎都是为了快乐，寒窗苦读是为了金榜题名时的快乐，艰苦奋斗是为了荣华富贵时的快乐，养儿育女是为了子孙满堂时的快乐。人一生是为了快乐而活着，倘若失去了快乐，也许就没有人愿意活下去了吧。

人的情感非常细腻和复杂，最幸福的时候也许并不是开怀大笑之时，而是感受着爱与被爱时的那丝丝甜意。爱不需要非常浓烈，始终如一的爱也许才完美。快乐也并非要欣喜若狂，恬恢之乐或许才最适宜。切莫认为小水牛是个情圣，这些道理只是我从生理的角度总结出来的。

五情

人的情感基本分为五种：喜、怒、恐、悲、思。

我们总能听见医生对病人说一定要保持一个好的心情，这样有利于身体的恢复。可是为什么心情好就有利于身体呢？那是不是说任何时候都需要笑逐颜开呢？为什么有的人没受什么打击却又整天郁郁寡欢的呢？

对于情感和生理之间的关系，好多人只停留在很表面的认知上。事实上，情感对于人的生理影响是巨大的，中医有句非常著名的话："治病先治人，治人先治心。"从来不会有人考虑过公鼠是不是因为被母鼠抛弃，因此失恋难过而不舒服，所以小水牛并不喜欢那些把中医的方法用在小白鼠身上的做法。

中医对于人情感与生理之间关系的研究比较透彻，现有的情感与疾病之间关系的分析几乎都来自中医，这当然是一件值得骄傲的事情。正因如此，我们更应该保住这份骄傲。下面我们从中医的角度来分析，到底情感和生理是一个怎样的关系？

《四圣心源·五情缘起》曰："物情乐升而恶降，升为得位，降为失位。"事物都喜欢往上发展，都盼望着登上最高峰可以一览众山小。人也是如此，喜欢住高楼，喜欢升官发财，喜欢被捧成星星的感觉，没有人甘心像水那样往低处流，所以也才有了"上善若水"这个词。

在生理上，人也是喜升恶降的，而这个喜升恶降其实是喜阳恶阴。我们说过，人的一切生命活动都要靠阳气来支持，有充足的阳气，人便精力充沛，心情愉悦；如果阳气不足，都是阴气，人连干活都没力气，又如何乐得起来？

心五行属火，主一身之阳气，即全身的能量皆来自心的宣发，而火在五行属象位居最高处，是最高荣誉的象征。生理活动的终极目的是让人活着，能达到这个目的时，人则喜。只要阳升于心，这个目标就能达成，而阳不达于心就会有其他四情的出现。《四圣心源·癫狂根原》："气之方升而未升则怒，已升则为喜；气之方降而未降则为悲，已降则为恐。"这个气即为阳气，阳气通过圆运动的累积升于心化为君火，君火是至高无上之灵，得之则喜。常人六气循环而匀，不偏不倚，心火足而不过旺，故生恬恬之喜。

影响心得到心火就会有其他非喜的情绪。下面我们来具体分析下。

1. 怒　肝血温升于上而为心火，我们知道肝血在脾阳的帮助下能升而化心火。但如果肝郁而不升，心知道火要从肝上来却迟迟不来，就会发怒，这就是"方升而不升则为怒"。那些动不动就发火的人，常常就是肝之升发出了问题。肝最容易出现的问题是郁陷，肝一郁陷，则气升不上去，喜则未遂而怒。

肝郁时，肝中之温气容易郁陷化热，所以很多人在治疗易怒之症时往往会用清肝泻火的方法。这种方法能使怒气削减一些，但是这绝对是个糟糕的方法。怒的源头是肝郁气不升，当然得疏肝解郁，使肝气上达。

逍遥散是治疗易怒之症的名方，它把疏肝和柔肝恰到好处地结合起来，记住这个方，几乎能通杀所有怒气。

2. 喜　肝气达上而生火，心得心火则喜。圆运动的目的是得火而喜，但是喜也要有个度，过喜会耗损阳气。因为喜能鼓动心火，加强心火宣通的力度，气就容易耗散而出。所以快乐也要有个度，避免乐极生悲。关于五情影响五脏的情况，等下还会再说。

3. 悲　心火之阳气离开，则心会难过悲伤。若离开得很潇洒也就小伤心罢了。

我们知道上之阳气是靠肺敛降于下的，若是肺气下降受阻，那么心与阳气会一直处在离开的阶段，心就会一直悲伤，这就是"气之方降而未降则悲"。抑郁症的患者大多少气懒言，容易触景生情而难过流泪，甚至会做出一些令人毛骨悚然的自残行为，其实这一切都源于悲伤。长期悲伤的人，气欲降而不降，阳气无法下达到肾水里，肾水则寒，从而生意全无，整个人就会对生活彻底绝望，甚至可能干一些反自己、反社会的事情。

治疗这类病人，必然要敛降其肺气，使肺能收敛上阳，严重的还要温暖其肾水，重燃生气。

4. 恐　人是靠心火来调控一切生理活动的，如果心彻底远离并失去了火，人就会恐慌。恐发于心而责于肾，黄元御说"气之已降则恐"，这是不好理解的。肾主封藏，心火降于肾水是很正常的，"已降"是一种正常的结果，为什么会恐惧呢？所以黄老少说了一句话——已降不升。如果肾水不温，肝木就不升，没有木就没有火，导致心火乏源，心火断了阳根，人就会恐惧。所以，恐惧的根源是肾水不温，心正处在失去火的状态。

5. 思　这种情绪是伴随着喜怒悲恐而生的，当情绪在变化时，人会思考忧愁，想办法解决问题，喜怒悲恐是四象升降失职，皆受土气所扰。黄老也认为土气凝滞，而生忧思。气之半升未升、全升全降，或半降半升的根源都是土气凝滞，从而导致圆运动不圆，所以忧思会伴随着喜怒悲恐。

恋爱与情绪

为了让大家更容易理解五情，小水牛决定讲一个故事，一个关于这个男孩和那个女孩的故事。

男孩第一次在学校运动会见到那个双手怀抱着书的女孩在熙熙攘攘的人群中穿过，身着翠布裙子的她显得格外迷人。女孩回过身来瞥见了男孩，他顿时心跳如小鹿，脸红得不好意思抬头。从那以后，他想尽办法接近女孩，写情信、送早餐、每天变着花样给她惊喜。可是姑娘虽然有接受这男孩的礼物，却迟迟不愿答应做他女朋友。男孩在这种欲得而未得的情况下，坚持两年后彻底怒了。男孩一生气，打算以后再也不理女孩。直到那一年的 3 月 26 日，那一天刚下课，雨就及时地下了。男孩和女孩在教室的走廊相遇了，原本以为那会是一次尴尬的见面，没想到女孩却走近了男孩，轻声细语地问："下雨了，你能送我回家吗？"

男孩的心瞬间开满花朵，花多得甚至都可以开花店了，那感觉别提有多美。从那以后两个人就走到了一起，每天一起学习，一起回家，一起看小说，一起调皮打闹，两人快乐地生活在属于他们的天堂。

可是这种幸福的画面有一天突然消失了，男孩说自己爱上了别人，要跟女孩分手，女孩哭倒在地上也没能挽留住这绝情的男孩。从此那女孩天天以泪洗面，每天都在悲伤中度过。后来女孩就在宿舍服药离开了，男孩赶过来的时候，一切都已经太晚。这时男孩的眼中充满了恐惧和迷茫，抱着女孩的尸体一天一夜，没有一点表情，也未流一滴泪，然后突然倒下，再也没有醒来。

作为一名研究中医的人，讲的故事当然也要有科学性，男孩为什么一天之后也死了呢？原来这男孩之前被诊断为晚期胃癌，当他知道自己得绝症后，干的第一件事就是和那自己最深爱的女孩分手。

看，这又是个悲惨的故事，不过大家也别太难过，因为这是小水牛杜撰出来的，纯属虚构，如有雷同，真的不关我事呀。

恋爱的时候五种情绪几乎都出现了。追求心仪对象的时候，会因为一直没追到，气急败坏而怒；追到了当然会很快乐；可是分手的时候又会难过；如上面那故事一样，男孩因为心爱的女孩彻底离开了，会有恐惧；而在恋爱的整个过程中，当然也伴随着忧思。追的时候会思考用什么方法比较好，追到会想着去哪儿约会，分手难过会想为什么这男的怎么这么绝情，当彻底失去后，惶恐之余会想以后该怎么办好啊？这一切几乎跟心追求心火一模一样。

所以要想很好地了解五情根源，建议大家去好好谈一场会分手的恋爱，明白五情根源之余你会发现，还是单身比较好。不要问我上面的故事为什么细节显得那么突出，是不是有小水牛的往事在里面。不要问了，再问我又得难过了。

小水牛把气之升降与五情关系做了一个整理：欲升不升则怒，升而不降则喜，欲降不降则悲，降而不升则恐，升降凝滞则思。

心病仍需心药医

我们刚刚分析的都是五脏在圆运动中出问题而导致了五情，可情感在多数情况下是人在面对生活事情所产生的，像失恋而悲、中榜而喜、受诋毁而怒等这些情感就都是因为外在的因素而产生的。

无论什么原因，只要有这些情感，就表明身体里相对应的脏腑气机运行不畅。比如，只要人发怒了，肝气就会郁而不升。不同的是，如果只是生理的问题而有怒的情绪，升肝就可以解决问题。但是如果是因为外在的因素，那么用药物升肝达木起不了多少作用，应先排除掉外在的致怒因素。

举个例子，隔壁邻居小花在公司与同事相处不愉快，但却因为工作关系只能强忍着。这时候小花觉得难受，找你看病。你一把脉，发现小花肝气郁滞，开了逍遥散，并夸下海口说药到病除。可是小花三天后又来了，你再一诊断，会发现还是肝气郁滞。事实上，并不是药不对症，而是因为小花疾病的根源并不仅仅是内在的肝郁。此时只有解决小花和同事之间的不愉快，才能彻底治好疾病。从小花的故事中我们不难体会到，"治病先治心"有着非常重要的意义。

从另一方面，我们可以看到，情绪会导致人体气机升降失常，这是情绪糟糕和神奇的地方。怒能增加肝气，喜能使心火旺，悲则能使敛降之金增多，恐则助封藏之力，思会使脾阳增加。但五情这种对五脏之气的影响并非和谐正常。如怒使得肝气增加，肝气为肝血之温气，肝气一多自然会消耗肝血，故《黄帝内经》里有"大怒伤阴"之说，伤的就是阴血。而喜使心火旺，火性主散，过喜则心火涣散，太开心的时候心火不断散出体外，故《黄帝内经》有言"大喜伤阳"，这阳就是阳火。五情会相对应地伤及五脏，所以平常一定要控制好情绪。

情绪可以治病

既然五情能相应地影响人体气之升降，那能不能把五情当成五味中药来治病呢？这想想是不是很疯狂，用情绪来治病，不用一点药，自然不可能含有效成分之说。这不科学啊？找不到有效成分，没有含量，没有数据，怎么想也不科学啊？让这些数据科学论的人先到一边去，因为下面将有重量级嘉宾出场，小水牛暂时告退，把舞台留给黄元御老师。

黄元御：大家好，我是黄元御，没想到时隔250多年，又一次来到大家的面前，还是觉得这里比较热闹，比我那儿有生气多了。

今天很高兴受小水牛老弟之邀来跟大家分享一下我过去用五情治病的经历。我印象最深的一次是在我还没当御医之前，那时我还在老家的一间医馆给人看病。那一天早上刚看了两个病人，有几位官爷拿着大刀、佩剑冲进医馆，把病人全吓跑了。开始我还有点害怕，以为犯了什么事。其中一个领头的人拿出求医名帖给我，我一看原来是知州大人生病了，来请我去看一下。

其实看病就看病嘛，拿那么多刀枪干啥。当时我就挺不开心的，为什么人民的"孺子牛"生病，看医生还这么霸道，这样一个官怎么指望你带人民发家致富。但是突然一想，可能州长病得很厉害，才会如此兴师动众。所以我也就没再多想，跟着他们一同去了知州府。

刚到了那里的时候，看见知州大人钻在被窝里大喊有人要来杀他。知州夫人告诉我，他在过去20年里已经有4次这种悲恐的情况，一次比一次严重。每次发作时，吃不好，睡不好，疑神怕鬼，总怀疑有人要害他。因为多疑也不敢轻易吃饭喝水，生怕有人下毒。

我替他把了脉象，两手尺部都极沉而弱，这是肾水寒而生气微弱之象。因为阳气乏源，所以全身阳气不足而寝食皆废，其易恐也是因为水寒不生肝木，木生不了火，心火萎靡所致。用小水牛老弟刚刚总结的话，就是阳已降而不升之恐证。

我本来打想用暖肾达肝以生心火的方药来治疗，但久病的知州恐怕没有多少耐心坚持服药。得在短时间内见到疗效，让他有信心接受治疗才行，那得用什么方法好呢？

这个时候我想起了华佗用激怒的方法治好了太守癫狂的医案。是啊，让他怒起来，木气就会急剧而升，木一升则化火，心一得火人就不会恐。知州的恐病如果用激怒法治疗，就能在短时间内得以缓解。

看到知州旁边那个正在焦急照顾的小妾，这妾不就是那天知州在桂花楼花了重金买下的头牌吗。我突然灵机一动，对知州说："大人，你这病我能立马就给治好了，可是你的手下今天把我医馆的病人都赶跑了，你得赔偿我的损失。"

知州说："你只要把病治好了，府上所有值钱的东西随你挑。"

我说："金银财宝我都不要，我只想向大人要一个人。"

知州好奇地从被窝里钻出个头问我："你要什么人？"

我故意装作风流态，说："大人，你的妾实在是美丽至极，我第一眼见到就喜欢上了，如果把你的病治好了，将她赠予我可好？"话音刚落，知州大人一把掀开被子，勃然而起，拿起一把大刀就架在了我的脖子上。

此时我忙跟他说："大人，您先慢着，刚刚我是用了激怒法来治疗您的病，您现在是否感觉身子利落很多，而且也不恐惧了？"

知州顿了顿，突然发现自己除了很生气外，精力充沛，似乎还有种说不出的舒畅感，脸上的惶恐之容一下舒展许多。

见此，我放下刚准备好的药方，连忙溜走了。我走在回家的路上，仍然心有余悸，所以到现在对这件事依旧记忆犹新。

用激怒的方法可以治疗悲恐之症，但之后必须要服用一些温肾达肝之药，固阳根，使火源源不断地升于心。而且用激怒的方法一定要事先跟病人家属商量，以便之后可以脱身。作为一名医生，除了治病救人，也要学会自我保护。我记得从那天以后，知州每次见到我就恨不得揍我，那个恨啊。不过我们再见也是我当御医之后的事，他也不敢动我，想想还真有点儿幸运。

好了，今天就讲到这吧，大家记住用情绪可以治疗疾病，对情志病尤为有效。我得先走了，家里还在煮饭呢。你们大家继续支持小水牛吧，中医的复兴少不了大家对年轻人的包容和支持。他要是有说错的地方，我会找他算账的，再次谢谢大家。

谢谢黄老能亲临现场教导，黄老的幽默和睿智给我们留下了深刻的印象。不过算账的事还是不要吧，我自己会痛定思痛的，不敢劳烦您老人家了。

情感能治疗疾病，是因为情感会影响气之升降。只要对证思考，就可以用相对应的情感来治疗疾病。这在我们看来很神奇，但其实远古时期最早的治疗方法就类似于此。那时候叫移精变气之法，即转移病人的精神来改变病人气血的运行，详细内容大家可以在《黄帝内经》的"移精变气论"中找。

最后，黄老师让我转告那些正处在学习中医痛苦中的人一句话，人不会苦一辈子，但是会苦一阵子，如果你选择逃避苦一阵子，那就很可能苦一辈子。

第八论 气血营卫论——麻黄汤和桂枝汤新论

中医课本将气血作用描述为："气属阳，主动，主煦之；血属阴，主静，主濡之。"《素问·调经论》中说："人之所有者，气与血耳。"气和血为人之所有，几乎可以囊括整个人体的阴阳。气为阳，行使着运行、温暖的作用；血为阴，行使着濡养身体的作用。

按说把气血分开来思考更有利于理解一些问题，但令人头疼的是，气血自从被分开来后就再也没有走到一块。好多人都能理解气血的特点，也知道气为阳，血为阴。但是你告诉他血中有气，气中有血，治疗血病时要思考气的作用，治疗气病时要注意血的状态时，他就会凌乱，会觉得原来这么复杂。所以把气血分开来介绍会带来一系列不好的影响。

气血从不分开

《四圣心源·气血原本》曰："肝藏血，肺藏气，而气原于胃，血本于脾。"通过之前的学习，我们知道肝血是由肾水温升而成，而温升过程所需要的阳气，除了肾中的温气外，还有左升的脾阳，故黄老又说："脾土左旋，生发之令畅，故温暖而生乙木。"阳之左升而为肝木，所以肝血之性为温暖而善发。

肺气由心火清降而来，降的过程需要胃阴之右降，故黄老说："胃土右转，收敛之政行，故清凉而化辛金。"阴之右降而为肺金，所以肺气是清凉而性收敛的。咦？这就奇怪了，不是说气为阳，血为阴吗？为什么这里说气凉而敛，血温而升呢？

这就是为什么小水牛认为将气血分开来思考并不好的原因。气血分开来只剩下一堆概念的东西，并不是实际的情况，因为气血在现实中是不可能分开的，或者应该说阴阳是不会单独存在的。我们在"蜡烛阴阳论"里就说过，阳是能量，一切活动都得靠阳来支持，阴是承载能量的载体。如果没有载体，能量不会稳定存在；而没有能量，阴之载体也将一无是处。气和血也是这样的关系。

《四圣心源·气血》曰："气秉辛金清凉之性，清则调畅，热则郁蒸。血秉乙木温暖之性，温则流行，寒则凝瘀。"

气之调畅需要清凉，如果是热气就会往上跑，不可能会下来，肺气以阳气为体以清凉为性，就可以上下通行，使得全身上下有气。

血之流行需要温暖，如果是寒血就会停滞不前而为瘀血，肝血以阴血为体以温暖为性，就可以运行于全身。

肺气之所以清凉，是因气中含阴津；肝血之所以温暖，是因血中含阳气。气血实际都是由能量和载体组合而成。所以黄老说："气，阳也，而含阴魄，是以清凉而降敛。血，阴也，而吐阳魂，是以温暖而升发。"

因为血需要温升，所以血藏于温暖的肝中，而气需要凉降，所以气藏于清凉的肺中。大伙对于气血的认知不要再停留在阴或者阳的层面上了，而是要看出一个阴阳组合。思考血病时，要看到血中的温气；思考气病时，也要注意气中的凉津。

营卫

对于气和血的思考，小水牛在后面分析气血之病时会继续讲，下面要先讲讲营卫。营卫应该是中医领域中比较有争议的一个概念，之所以出现争议，并不是因为营卫本身，而是因为研究这个问题的人。因为有的人弄明白了人体中气血的状况，而有的人始终简单地认为气为阳、血为阴，因此就有争议。有的人问，这是气血的争议啊，跟营卫有什么关系呢？关系可大着呢。

《四圣心源·气血原本》曰："气统于肺，凡脏腑经络之气，皆肺气之所宣布也。其在脏腑则曰气，而在经络则为卫。血统于肝，凡脏腑经络之血，皆肝血之所流注也，其在脏腑则曰血，而在经络则为营。营卫者，经络之气血也。"不好意思，一下子就摘抄了那么多，非偷懒之为，对于这样条理极其清晰的论述，我实在是没有勇气去画蛇添足。从黄老的论述可以知道，营卫其实就是在经络里的气血，营血行于脉中，卫气行于脉外，而营卫在脉运行的情况总统于太阳经。因为太阳经在六经之表，主一身之皮毛，最容易受到外界天气的影响，所以营卫在太阳经中最容易出现问题。

太阳经主一身的皮毛，在人之体表形成一套保护人体免受外邪侵害的机制，这个机制就由卫气和营血组成。那到底卫气和营血是怎么保护人体的呢？在这点上分歧就出现了，现在比较流行的一种观点是：卫气为阳，在外对抗敌人，无论是风邪还是寒邪侵入体表，都是卫阳先抵抗，而营血就是濡养的作用，对于抗敌几乎就没帮助，有时候还会拖后腿。这种观点认为，卫阳在体表对抗风寒，而且还要防止营阴外泄。小水牛对此是不敢苟同的，因为该观点有几个矛盾的地方。

1. 风邪伤了卫阳，卫阳失去卫护肌表的作用而汗流，这是太阳中风桂枝汤证。可是寒邪入侵人体，如果也是伤了卫阳，为什么不流汗呢？单以寒邪主收引来解释是不合理的，因为只要卫阳一伤，营阴一定会出来。

2. 卫气是行于脉外的，如果卫气行使的是阳气的作用，那卫阳凭什么会老实地留在体表而不往外泄？阳性升发，卫阳又怎么能管理汗孔的开合。阳主外，一心只想着往外散，怎么能同时有开合这两个相反的功能呀？

3. 太阳经感受风寒时使用的是麻黄汤，如果只是卫阳被寒邪伤了，为什么要用麻黄和桂枝这两种不同的药，难道桂枝只是为了帮助麻黄发散风寒这么简单？如果是，为何不直接加大麻黄的量就好，何必多此一举。《伤寒论》里都是经方，每个方中的每味药都极其讲究，所以桂枝不只具有发散之功，必有其他用处。

基于上面的思考，我想把卫气独自保卫机体、防御外邪这种观点推翻。虽然这种观点在很多人的思想中根深蒂固，甚至一些对《伤寒论》很有研究的人也这么认为，但是出现问题就要解决，解决不了就得换思维，不然中医怎么发展，又谈何传承？

小水牛认为，之所以有上述观点是因为不知道卫气从何而来。有的人认为卫阳是肾阳蒸化太阳膀胱之津液再成，这不是瞎扯嘛，膀胱之津液要是被肾阳蒸于外，那尿是怎么形成啊？

事实上，太阳经之所以能在体表保卫机体，卫气和营血两者皆功不可没。营卫在体表形成了一种以守为攻的作战体系：一部分人拿着盾牌守在前面，另一部分人在后面拿着长矛准备作战，这样就形成了一攻一守的阵形。敌人入侵，我们先用盾牌兵防守，防不了再出长矛兵。而平时没敌人的时候，盾牌兵在外可以防止长矛兵外出玩耍，这样体系就会相对稳定。盾牌兵即是卫气，长矛兵是营血，持卫阳论的人肯定想不到真正有攻击力的是他们认为拖后腿的营血。

　　卫气只不过是肺气中比较剽悍的，其性仍然是清降而收敛；营血只不过是肝血中比较精专的，其性仍然是温升而发散。所以卫气在外行收敛之功，而营血在里行发散之力，这样一散一敛就能很好地控制孔窍的开阖。正如黄元御在《伤寒悬解》中说的那样："以肝心主营，木火旺于春夏，则营血温散而窍开；肺肾主卫，金水旺于秋冬，则卫气清敛而窍阖。"《四圣心源》里没有讲太多有关风寒的问题，但是风寒是生活中常见的疾病，所以小水牛也就不管了，在这里把我在《伤寒论》里花了几年心血熬出的仅有的知识分享给大家，相信黄老师也不会介意。

　　营血和卫气在体表组成了一堵厚实的防护墙，能抵挡住外邪，可是当外邪很强大的时候，这防护墙就会遭到破坏，人便会因此患外感病。如果外邪攻破了体表，侵入人体，破坏了圆运动的有序运动，那么人后续还会患内伤病。这也就是《伤寒论》里的方子不仅能治外感病，也可治内伤病的原因，所以《伤寒论》才会成为"方书之祖"。今天小水牛分享一下《伤寒论》里最伟大的两个方：桂枝汤和麻黄汤。

太阳中风与太阳伤寒

　　学习经典药方，不要急着看方中有啥药，而是要先研究立方的背景，即弄明白为什么会有这个方，是依据什么症状来用这些药的。只有这样学，才能了解大医们是怎么去思考问题，怎么对症下药。传承他们的思想加上自己的努力，我们才可能会开出更好的方，这样中医才能得到发展。如果学方时重点放在记住药物组成，再记住该方的适用症状，到临床时我们就总会想这个病到底用哪个方好呢，是桂枝汤还是麻黄汤呢？有汗得用桂枝汤啊，为什么有汗用桂枝汤？不管了，《伤寒论》上面是这样写的，如果不行，下次就开麻黄汤。试问有多少人是这样看病的，你们给人看完病之后心里难道就不会忐忑不安吗？

　　风，按照现在的解释是流动的空气，而以前叫"天地发生之气也"。风最主要的特点就是好动，行疏泄之功。当风邪来侵犯人体时，首先就会与营卫组成的防护军队对抗，卫气主收敛，风主疏泄，这一木一金一见面就打了起来。我们说过，打架最终都是三种结果。

　　两个人打平，你来一拳，我出一脚，两个人就会持续战斗，体表会作为一段时间的战场，这个时候就会起鸡皮疙瘩。所以起鸡皮疙瘩时，就要注意保暖避风了，因为可能就要感冒了。如果卫气打赢了，则邪不能胜正，不患病。若是风邪打赢了卫气，则说明卫气收敛之力弱于风邪疏泄之力，此时卫气会受伤。卫气一伤就收敛不住性升发的营血，营出而为汗。而卫气打不过风邪，打不赢就躲，卫气越伤越往里收敛。这下好了，还没升发出去的营血就被敛收起来，营血被郁而其温气聚而成热。又因为卫气没能力打跑风邪，人自然会恶风。

到这里就形成了太阳中风之桂枝汤证。我们总结一下，疏泄之风邪伤了收敛之卫气，卫气虚而营血出则为汗；风愈泄而卫愈敛，则卫内遏营血，营血聚而为热。所以太阳中风的症状是恶风、有汗而发热。我们应该不会傻到发烧了还继续在风雨中伫立吧，千万不要这样做，即使失恋了也不要，天涯何处没有帅哥啊，实在不行就找帅牛啊，哈哈。

正常情况下，风邪不会一直攻击体表，故所谓的祛风散寒之说不过是无稽之谈。我们只需要把风邪和卫气斗争产生的破坏修补好就行，而他们的斗争一开始只破坏了体表之营卫，所以我们只要重新把营卫这个防护军队整理好就可以。像太阳中风这种情况，营卫出现的矛盾就是受伤的卫气把营血遏住了，所以我们得把营血升发一下，把卫气赶回外面去。当然，如果卫气伤得很厉害，就要适当地补补卫气。

现在是桂枝汤应该出场的时候了。

桂枝汤

桂枝三钱　　甘草二钱　　芍药三钱　　生姜三钱　　大枣三枚

煎大半杯，温服，再服热稀粥一碗。

注：方中一钱约为 3g，全书皆同。

桂枝入肝经温升肝血，进而达营郁；甘草、大枣补脾精而滋肝血，补充流失的营血；芍药清营中之热；生姜调脏腑而宣经络，使经络中的营卫不停滞在太阳经。桂枝汤清了营血的郁热，人则不再发热。将被压抑的营血升发起来，则卫气会被营血重新推回体表。而流失的营血被补了回来，经络通畅可行。最后还得喝碗热稀粥，用来补卫气和助桂枝发汗。如此一来，卫气和营血便能重新回到相互克制的状态，人也随之得愈。用这样的方法就可以把发热恶风的太阳中风证治好，所以不要迷恋昂贵的打针输液了，要知道一剂药到病除的桂枝汤才 1 块 8 毛钱呀。

寒，即是寒气，古代叫天地闭藏之气。冬天地上之阳气都被地下之阴水封藏住了，故而天寒地冻。当寒邪进攻人体时，同样要与体表之营卫对抗。凉敛的卫盾挡得了风却挡不住严寒，寒气直接冲破卫气攻击营血。这又是一场恶战，我们就直接讲营血落败的情况。营性温而升发，现遇寒气，则营中之温气被寒伤，失去了温气就不能抵挡寒冷，所以人恶寒。而寒气还会助卫气收敛，此时的卫气叛变为魔，像一张密不透风的布束缚着体表。经络之气无法通畅运行，所以壅塞而痛。卫气太强，以至于肺气不行经络而化为卫气，所以肺气会壅滞于上而为喘。

这就是太阳伤寒之麻黄汤证。总结一下，寒邪伤了营血之温气，使得人恶寒；寒气使得卫气过强而闭皮毛，经气不通达而体疼；肺气壅滞而咳喘。同样的道理，寒气不会一直攻击人，我们只需要管理营卫的矛盾就好。此时营卫的矛盾是营血弱而卫气太强，治疗方法就是泄卫补营。

麻黄汤迫不及待地跑出来了。

麻黄汤

麻黄三钱　　桂枝二钱　　甘草一钱　　杏仁三钱

煎大半杯，热服。

麻黄汤中麻黄发散之力超强，尤其擅长发散卫气，在这里用其来泄卫。桂枝补营血的温气，恢复被寒邪伤害的阳气。杏仁利肺气，降逆壅滞的肺气而平喘。甘草保中气，避免麻黄耗气伤正。伤寒时，体表卫强营弱。麻黄汤泄过盛的卫气，补充虚弱的营血，使得卫气和营血重新回到平衡的状态。

《伤寒论》中特别提到了服用麻黄汤后不须啜粥，因为伤寒时卫气太强了，不需再喝热粥补卫气，而麻黄发汗之力迅猛同样不用热粥的帮助。当然如果服用麻黄汤后，流汗不止，病人因为卫气泄的太过，感觉到疲惫时，可以喝一些热粥来补充卫气。

伤寒感冒和伤风感冒的最大区别：就是一个是卫气实，伤寒无汗；一个是卫气虚，伤风汗出。所以，有无汗出是区别麻黄汤证和桂枝汤证最重要的症状。

我们可以通过记住一些症状来记住一个方，可是前提是得有像上面那样的逻辑思考。

有思考，知识才是你的。遇到一个伤寒的病人，知道他是外感而且没有汗，就可以用麻黄汤。而如果碰巧没有麻黄，也懂得只要换一味发散卫气的药就好，苏叶就不错嘛，虽然效果要差点，但是同样能治好病。如果我们能这样做，张仲景立麻黄汤的思想就被我们学到了。而如果在以后的临床上，你要是发现有一味药比麻黄还适合发散卫郁的，或者麻黄汤中的药味修改后效果更好，这样就可以立一方，叫"新麻黄汤"。如此下去，中医就能不断传承和发展，我们也将有机会见到一本新的《伤寒论》，甚至有幸见证一个跟张仲景、黄元御同样伟大的中医大家诞生，这想想就令人兴奋。

最后小水牛要请大家喝一杯糖水——生姜红糖水。有的人可能一下子就反应过来了，这不是女生月经痛时可以喝的吗？没错，有些人月经痛的时候可以喝，当然也有不可以喝的。在这里，我是想说生姜红糖水可以治疗风寒感冒初起，无论中风还是伤寒。

我们来看下生姜红糖水的组成。生姜，在桂枝汤中说了有宣通经络的作用，事实上生姜还是宣达营卫、发表的良品。红糖性温，最补肝血，其温性可补血之温气，这样红糖就能补血温血。针对太阳中风证，红糖可以补流失的营血，生姜可以达营郁，此时红糖与生姜的用量各自占一半就好。针对太阳伤寒证，生姜需要大量，发散之力足才能泄卫气；红糖少量，达营郁就好。按小水牛的经验，此时红糖与生姜用量比例3∶7为好。喝完生姜红糖水，再微微出汗，感冒十有八九就好了。

现在几乎每家每户都备有一堆感冒灵和感冒冲剂，我个人是比较讨厌这些药的，吃完晕晕乎乎的，整个人浑身没力气，而且感冒还不见得好。所以我建议这些药暂时不用，买上半斤红糖几块生姜，预防感冒效果也是不错的。

第九论　五味根源论——了解酸甜苦辣咸

记得小时候老屋旁有棵高大的桑葚树，在摘来的桑葚上撒一点白糖，酸甜的味道，别提有多好吃了。现在讲五味，那独特的桑葚味道又一次弥漫在我的舌尖。多好的桑葚，多好的童年啊。

对于味道，我们是再熟悉不过了，冬日里那酸辣的火锅，夏日里那甘甜的竹蔗，玩耍时那咸咸的海水，还有生病时那苦涩的中药。按说讲大家这么熟悉的味道是一件挺简单的事情，但站在中医的角度讲明白这五味却有点棘手。味道的五行归属到底是怎么来的？到底酸味是助肝还是泄肝？"苦"在五行中属于火，为什么又说咸味可以补心……

关于味道，有一连串的问题需要解决，而且问题越搅越乱，很容易就被带糊涂了。有人其实已经清醒地认识到味道来源于生活，然而他们的观点却很容易引来争论。当然有争论总是好的，百花齐放总少不了百家争鸣嘛。可惜的是，有用的争辩在清朝末年戛然而止了，那时大家都被一针就能起死回生的外国医术所迷倒了，崇尚西医成为一种时尚。从那时开始，人们对探讨中医问题失去了兴趣和激情。

现在辩论问题时，只会搬出那些中医大神来。朱丹溪说了"阳常有余，阴常不足"，所以我们要滋阴；黄元御说"阴常有余，阳常不足"，所以我们要补阳。试问这样的辩论有什么意义？这跟追星又有什么区别？不经思考，套用别人说过的话来支撑自己的观点，不就成了别人思想的傀儡吗？

对于味道，我们还不够熟悉吗？所以只要根据生活经验，尊重我们对生活最真切的感受，就能很好地认识味道与人体的关系。

五味

生活中接触最多的味道有五种：酸、甜（甘）、苦、辛、咸。

"快活快活真快活，被我一时都掉脱。撒手浩歌归去来，生姜胡椒果是辣。"对于南方人来说，吃辣就图一个快活。我是个喜欢吃辣的人，烤一串羊肉也要讨上一些辣椒粉，心情郁闷时吃一碗牛肉面要加上一些辣椒，热得流出一身汗，然后就会变得快乐起来。

仔细想想就不难发现，"辛辣"对于人有一个发散的作用，吃完辛辣的食物，人会觉得热，能感觉体内的气血一下子就被调动起来，甚至大汗淋漓。根据这些现象，古人总结出辛味能够行血散气，发汗解表。因为辛辣能发散，中医把凡有发散功效的药都归为辛味。这样做的目的，是想借辛味来提示人们，这药能行能散。可是有的人偏要纠结于像薄荷这些能发散但没有辛辣味的药，就认为中医的辛味与生活中的辛辣不是同一意思。这样的想法其实没有一点意义，只会令人觉得中医玄而难明，不适合中医的大道。

魏武行役失汲道，军皆渴，乃令曰："前有大梅林，饶子，甘酸可以解渴。"士卒闻之，口皆出水，乘此得及前源。这就是著名的望梅止渴的故事，可是大家知不知道，为什么一颗酸酸的梅子能解渴呢？

第一次吃梅子就被那纯天然的酸给拿住了，整个人被酸得眉头紧锁。人对酸的反应与辛之发散明显不一样，这又是为什么呢？因为酸味对于气血有收敛固涩的作用，所以能敛津而止渴，收气而锁眉。中药中味道酸的代表有乌梅和五味子，这两者都是行收敛之功的妙药，而敛汗止泄等收敛的药物也多为酸味。

对于甘甜，我们这群小时候帮妈妈打酱油也要偷省下 5 毛钱去买糖吃的孩子是不可能不了解的。人天生喜欢甜味，甘多能令人快乐，这是因为甘甜味的食物多有滋补的作用。甘还有个作用是缓急，这也是根据生活经验总结的。甘味的食物多有黏性，因为其黏性，进入人体后能缓和气机，而对于同行的药物还有缓和药性的作用。饴糖是有代表性的味甘的药，一般用于辅助补虚药，利用其甘味能缓，使药物缓慢、充分吸收，进而补虚效果更好。

五味之中，唯咸不可或缺。咸味是我们每天都离不开的味道，有没有考虑过为什么我们每天做菜都需要下盐？难道只是为了食物更有味道？咸味并不像甘味一样，是我们天生所好，为什么我们离不开呢？

科学家解释，生命最初是来源于海洋。更准确地说，生命最初是来源于有盐味的环境，这样的环境是生物生存的基础，即使人进化到现在这么高级，也离不开这种原始环境。所以人每天吃盐，就是在创造一个有盐味的生存环境。这样的解释是不是会比钠离子和氯离子的理论更有灵性，更加贴近生活？

除了生命活动所需，咸味还有什么作用呢？四个字：软坚散结。软坚散结是什么作用？懂得腌咸菜的朋友就能很好理解，腌咸菜方法其实很简单，就是把大头菜晒干，然后用水泡上一段时间，再放入以盐为主的调料，密封腌制一个月就可以了。这其中的道理很简单，主要就是利用咸味软坚散结的作用将硬硬的大头菜软化变脆。而咸味在中医上多用于排出浊痰、瘀血，而治疗浊痰、瘀血这类病症的药也多为咸味。

苦，应该是我们最不喜欢的味道吧？凡跟苦有关的似乎都不太好，痛苦、辛苦、苦不堪言、爱别离苦、伶仃孤苦等。但是别忘了一个词：苦口良药。苦味也是有其用处的。苦能泄、能燥、能坚，究其根源就是能通泄。主要是能泻火，因泻火能使阴津留存下来，脏腑得阴而能坚固，所以苦能坚。我们对苦的功效也许不是很了解，因为我们很讨厌，平时也没有多注意。对于这样的知识我们得先尊重前人的经验，然后在接下来的生活中进行感悟。

总结一下五味的功效，辛能散、酸能收、甘能补、咸能软、苦能泄。研究五味的功效对生活有用吗？作用大着呢！孕妇怀孕总是想呕，是不是可以弄点酸酸的水果吃，酸能收敛逆气嘛。家里有人感冒了，昏昏沉沉的，是不是可以考虑弄点辣的让他流下汗，辛能行散啊。如果是饿得有点发晕了，得赶紧弄杯糖水吧，不要只知道糖能补血糖，也要知道甘能滋补呀。如果不小心吃太多，肚子胀得厉害，想吐却吐不出来，这是因为宿食阻碍了气的运行，这时就可以含点盐巴。咸能软坚散结，使纠结在一起的宿食软散，这样就能吐出来了，所以盐是很好的涌吐药。也是因为具有软坚散结的功效，盐还能用来治脚气哦。

能利用生活中的味道来解决问题就足够了，其他归经、五行的争论即使不懂也没有关系。学以致用，我们都达到"用"的最终目的，其他的已经不重要了。

不过学中医的朋友们，我们得继续，因为我们得把味道用在圆运动上。

五味与五行

带着五味的功效我们来深入了解那些容易混乱的内容。首先是五味的五行归属：

酸属木，苦属火，甘属土，辛属金，咸属水。

从五行归属开始就有争议了，木之气是升发，可是酸是收敛的，为什么酸属于木啊？辛能行散，金主收敛，为什么辛属金啊？

要想解决这些问题，得先找到五味归属五行的依据。

《四圣心源·五味根原》云："木曰曲直，曲直作酸。火曰炎上，炎上作苦。金曰从革，从革作辛。水曰润下，润下作咸。甘爱稼穑，稼穑作甘。"

黄老的意思是：五行在发生作用时，分别产生了五味。拿酸味看，木性升发，直则升，曲则不升，郁而不升，是以作酸。木在郁而不升的情况下会产生酸味，果实没成熟时从五行发展来看就是木郁而未升的阶段，而这个时候果实正是酸的时候。所以从前后发展来看，是先有木气再有酸味。火烤焦食物，食物就会有苦味，也是先有火再有苦。可以知道，五味其实是体现五行特点的一种性质，而不是五行的功能。

五味归属五行还有一个依据，那就是五味会偏入五脏。《素问·宣明五气》里说："酸入肝，辛入肺，苦入心，咸入肾，甘入脾，是谓五入。"古人根据经验知道这个"五入"的规律，并以这规律规定了酸属木、苦属心等五味的五行归属。

这个"五入"规律在治疗疾病时有很大的作用，我们可以用味道来当药引，将药引到所要治疗的脏腑中去。最常见的是：补肾药用盐泡过，补肾功能更强。这是因为咸能入肾，咸味把药引到了肾，所以补肾之力增强。但大家请注意，小水牛并没有说咸能补肾。

五味与五脏

那五味和五脏到底有什么关系呢？

五味其实有补充五脏阴体的作用。《黄帝内经》说："阳为气，阴为味，味归形，形归气。"味归形就是指味道归于形体，五味各自养五脏的形体。

肝气是秉少阳之气而生，其性升发，而酸味是主收敛。酸入肝就可以收敛肝气，防止其升发太过。肝气收敛下来，消耗得少了，肝血就会增加，肝血一足则肝体则固。所以酸味能收敛肝血，以达到补肝之形体的作用。

苦入心，苦有通泄的作用，尤其擅长泻火，这样就能使心火不上炎，心阴自然就会多。有些人认为苦属火，所以能助心火，这是没有道理的。中药中有一家伙苦得都成歇后语了，没错，那就是黄连。而黄连最重要的功效就是清心火，有的人说久服黄连会上火，所以苦有火性。苦要是有火性，这么苦的黄连应该一吃就冒火。但是久服为什么会上火，这是因为黄连的苦寒伤了中气，中气一不运转，圆运动就停滞，火下不来就有上火的症状，但你再看下焦必定是一派寒象。这道理很简单，火下不来，肾水能不寒吗？所以苦通过泻火，护心阴，进而能补心的形体。

辛味入肺，辛能散去一些肺气，使肺不壅塞。辛述能行散水气丁肺，所以辛能泻肺气而补肺阴。但不可以认为辛能润肺阴，就什么情况都能润，火旺伤津之人就不能用辛来润肺。因为辛之所以能润是散水，都没水了，怎么散也不行，反而可能更加耗伤津液。所以任何东西在使用的时候一定要看核心功能，而不要只看总结而来的结论，这一点对学习中医的我们来说尤为重要。

肾主闭藏，肾坚固而精气藏，所以肾气不固的人可以多食苦味的食物，苦有泻火存阴之功，阴存则坚。而能够软坚散结的咸味必定会伤害肾，所以《黄帝内经》总结说咸能泻肾。不过我们也可以理解为咸能使肾不过坚，过坚会不好吗？会的，你看看有些肝硬化的病人，肝是硬邦邦的，拿刀也切不下去，这就是过坚。万物太过而不吉，什么事情都不要太极端。咸味来自于海洋，属于至阴之味，所以越咸的食物其阴性往往大。故咸味入肾，其阴能补肾水，自然也就抑制了肾阳。

甘能入脾，其滋补之功能够补脾之精，不过亦能助湿。多食甘易过于滋腻，会阻碍脾阳运化食物。所以甘味能够泻脾之阳，补脾之阴。

五味无论在哪儿，都是以其功能发挥作用的。故不是说肝之味为酸，多食酸就补肝。有些"专家"在写四季饮食的指导性文章时，会说酸在五行中属木，春天是木气主时，所以春天应该多食酸这样的言论。逻辑好像挺对的，所以人糊里糊涂也就相信了。

那些肝气不足升发无力的人，在春天本可以借助自然木气升发之时补补肝气。如果听了专家的话，觉得酸可以补肝，就天天吃酸喝醋，那么到了秋天很可能就会突然死了。春天本来是升发肝气的好时候，大量的酸味却将肝气收敛下来了，到了秋天，敛降之金主时，肝气就更升不上去，这时便是最容易出意外的时候。

时刻抓住五味的功能就能保证在这充满争议的话题里不走歪路，无论何时何地，谈起五味，就先思考五味的作用。如果大家还记得小水牛说过的蜡烛理论就更好了。五味入五脏，其实五味补了五脏蜡烛之体，相应地也就克制了蜡烛之火。

第十论 六气十二经论——详细的圆运动逻辑

"内外感伤，百变不穷，溯委穷源，不过六气。六气了彻，百病莫逃，义至简而法至精也。"任何疾病都离不开六气变化，这是黄元御废寝忘食研究《伤寒论》后对中医理论的高度总结。洞彻六气理论的，自张仲景以来恐怕唯有黄老了。可以毫不夸张地说，现在研究《伤寒论》，如果不看黄元御的书绝对会是一种遗憾。

六气理论的出现大大简化了原来那些复杂而冗长的知识，大道本就该至简。六气理论在传达简洁明了理论的同时，也传达出了人身之道的精华。这么说吧，理解了六气理论，强过一字不落地背诵一整本《中医基础理论》。我们会发现，思维的力量远强大于记忆。下面我们就来讲这个可以通杀百病的六气。

把六气理论说得这么好，那到底什么是六气理论呢？其实我们已经学过了，真的，这么伟大的理论大家可能已经掌握了。

六气是指地球上的水和空气在太阳作用下发生一系列复杂变化而产生的自然现象。这六气分别为风、热、暑、湿、燥、寒。这六气的产生和变化规律，我们在"五运六气论"中已经谈过了。

地球的一切现象，究其根源不过都是能量之阳和承载能量之阴相互作用的结果。黄元御认为，人体也有与地球类似的自然现象，而且这些现象的变化规律与外界的自然现象相一致。

阴阳作用有统一规律，这规律就是阴阳运行的圆运动。地球之阴阳在圆运动的规律下产生了六气，人之阴阳在圆运动规律控制下当然也会产生六气现象。而健康的人六气调和，风、热、暑、湿、燥、寒会相互制约，故没有疾病。同理，如果六气之间发生偏颇，六气不能相互制约，人就会生病，出现与风、热、暑、湿、燥、寒对应的症状。所以只要了解人体中的六气，就有能力解决任何疾病。

在讲六气在人体中的运行规律前，得先知道十二经的含义。在第三论中小水牛讲过五脏就像五个国家，腑是他们的附属国。脏腑分别都有其输送经气的路，这些路汇集在一起就是十二经。六气分别起于五脏六腑，然后通过十二经流向全身，所以十二经实际上是六气在人体运行的道路。

在学习六气前，还要做一件事情，就是回顾一下脏腑的干支名称。甲木为胆腑，乙木为肝脏，丙火为小肠腑，丁火为心脏，戊土为胃腑，己土为脾脏，庚金为大肠腑，辛金为肺脏，壬水为膀胱腑，癸水为肾脏。这知识一定要掌握，要是连名字都看不懂，理解下面的逻辑就会是天方夜谭。

厥阴风木

自然的风木是指地下寒水封藏的阳气得春风鼓动，萌动而升于地上，进而产生的温暖而有风的气候现象，这种风木之气正好对应于人之肝气。

人体内，肾水得到由心敛降而来的火，温升为肝气，肝气得到脾阳的帮助，积热上达为心火，所以肝气生于肾水而长于脾土。

如果水土温和，则肝木发荣，肝的疏泄之令通畅。如果己土湿陷，脾阳不升，单靠肝木中的温气就没法上达为心火。本来要往上走的温气被湿土阻挡，就会振动而形成风。

郁滞的肝风会就近耗伤肝血，故《四圣心源·厥阴风木》曰："肝藏血而华色，主筋而荣爪，风动则血耗而色枯，爪脆而筋急。"人体里的血之所以鲜艳而华是因为气血不断地流动。肝血要是停滞下来，血中之温气就像大火熬汤一样将阴血熬干，血就会枯而黑，瘀血之所以黯黑就是这个道理。

其性温升的乙木被湿土阻挡住了，这个时候乙木就像一把利剑，而己土就像一面抵挡进攻的盾牌，乙木的疏泄之力自然会攻击脾土，这就引起了腹痛。乙木在任何时候都想往外疏泄，既然现在升不上去，那就往下走，所以病遗精、泄利、便血等。

厥阴风木之为病都是因为木气抑郁而不升，也就是说，如果疾病的原因是因为肝气的问题，那一定是肝气郁陷。也许有人会疑问，肝气难道就不会升发太过？肝阳上亢不是升发太过吗？

肝气为木气，其性喜升发，温升而能化生为火，为人的各种活动提供动力。如果肝气升发太过了，就会导致心火太旺，但这种情况并不常出现。那我们平时说的肝阳上亢是什么情况？那是因为土湿而木气升达受阻，肝木中的温气郁久而化热，导致了肝火旺盛而肝血亏虚，这时人会显现出急躁易怒、烦热等热象症状。

有的人说肝气主升，所以其病多为升发太过。首先这个逻辑就是不对的。因为肝气主升，就容易升发太过吗？每个人都想升官发财，怎么不见得大家都能如愿以偿？

再者，肝中的温气来源于肾水中封藏的阳气，水中之阳相对于心火来说就是九牛一毛，而靠这点阳气来升发的木气怎么可能常常升发太过呢？

黄老说："以肝木主生，而人之生气不足者，十有八九，木气抑郁而不生，是以病也。"这里生气之不足，说的就是从肾阳化生而来的木气不足。

脏腑如储电之瓶，经如传电之线，储存着厥阴风木的肝脏通过其独有的路——足厥阴肝经向全身传递风木之气。

足厥阴肝经从足大趾向上行到期门穴，然后还由分支上行到头顶。中间有什么穴位就不说了，怕大家看起来晕，我们只要知道足厥阴肝经从下贯穿到上，保证了全身各处都有木气和肝血。

六气之一的风气在肝气抑郁不升时显现，所以出现有关风的症状就要知道肝气郁陷了，首要任务就是升肝达木。若风伤了血则柔木补血，若风泄了阳气则补阳生火。

少阴君火

储藏在地下水中的温暖之气不断上升，使得大气的温度越来越高，天气继而由温暖变成火热，此时这种火热之气称为"少阴君火"，在人为心火。

心之火热与夏天火热同一个道理，都是阳气从下升于上，聚而为热。肝木在脾阳的帮助下，其阳气得到积累化为心火，而向全身传递心火的路叫手少阴心经。人体还有条经脉叫足少阴肾经，这名字与手少阴心经有点类似，那这两条经络有关联吗？

趁着这个问题，我们来解析下经脉的名字。经脉名字中的手和足是描述经脉的起点或者终点。比如手三阳经，是指从手开始走向头；手三阴经，是从胸走到手；

足三阳经，是从头走到足；足三阴经，是从足走到胸。刚讲的足厥阴肝经属于足三阴经，而其中经气的运行就是从足走到胸中的期门穴。

经络名字中"厥阴""少阴"等是代表这条经络中运行气的类型。比如足厥阴肝经中"厥阴"代表厥阴风木之气，足厥阴肝经是传递肝中木气的。手少阴心经中"少阴"代表少阴君火之气，手少阴心经传递的正是心火。

而名字最后的脏腑名是代表这条经络是运行这个脏腑中的气。比如手少阴心经是传播心脏之气的经脉，足少阴肾经是传播肾脏之气的经脉。

那好，回到问题，足少阴肾经传递着肾中之气，我们都知道肾水应该属于太阳寒水啊，为什么肾经传递的却是少阴君火？

十二经是脏腑向外部传递其自身精气的路，也就是脏腑里面是什么气，其对应的经脉就是什么气，所以足少阴肾经传递的是肾脏中的精气，那肾脏中会是什么气呢？

事实上，肾中除了寒水外，还有从上敛降的心火。心火由木气升达而成，而木气正是水中收敛的心火温升得到的。所以肾中的阳气是心火之根，而肾水之所以能上化为心火，是因为肾中封藏了从上敛降的君火。因此，肾中之气除了有寒水，还有君火，而尤以君火为重。这种脏腑中有两种六气的情况，被称为"六气的从化"。

自然界中有风、热、暑、湿、燥、寒这六种明显的气候，一般会以二十四节气的顺序演变，但是演变的过程并不都是独有一气的，有时候两气会一起出现。比如又刮风又冷，这是寒气和风气在一起出现的现象。而人体中六气变化在圆运动规律的控制下，也会发生两气在一起出现的情况。心火降于肾水而使得肾中既有君火又有寒水，所以肾经里运行的气是君火和寒水相互而成的气，故叫足少阴肾经。

《四圣心源·太阳寒水》曰："以丁火化于癸水，故少阴之脏最易病寒。"黄老说少阴之脏最容易病寒，而少阴之脏包括肾和心，肾脏容易病寒好理解，因为肾中之阳气常常虚少，可是心为火脏，怎么也容易病寒呢？

心的阳火是由肾阳温升成木再上达而成的，整个圆运动左升的状态决定了心火的情况。而左升的过程常常会受到阻碍，所以心火也往往会不足而病寒。当然心也会因为火不降于下而炎和水不升于上以滋心液而热。

六气之中，热火太过和不及都为病，就好比夏天不热和太热都是气候异常。所以治疗心的疾病时，要分清心火之虚实，进而确定是要补阳还是降火。

少阳相火

温热的阳气不断上升，使得地面上的阳热盛满。在火逐渐盛热的过程中，地下的水会随火上腾，最终形成既热又湿的天气，这种热湿之气为暑热。少阳相火即为暑热之火，暑火在人入三焦，初胎于心包。

在人体内，由乙木升达而来的火不断增大，不断上达的火将脾之湿气和肾之水蒸于上成雾气，火与雾气共同形成了暑热，暑中之火成为相火。相火初生于心包，主气于三焦。

根据现代的解剖，心包指心脏外面那一层包膜，具有保护心脏的作用。但是《难经》认为凭相火而生的心包与三焦只是一个名字，没有具体的形状，所以一直以来，医者都会纠结于心包到底在哪里。其实这问题无须纠结，只要知道心包的位置靠近心火就好。离心火近，所以从心火转变而来的相火就能存在于心包中。

由木气化生心火，再由心火转变成的相火刚一形成就出现在心包，所以心包的相火并不会很强。在心包中，用来生火的风木之气仍很旺盛，故心包有相火和风木两种气，而相火弱于风木，自然就被厥阴风木从化了。因此，心包称手厥阴心包，其经称手厥阴心包经，病则风热兼作。

真正相火主气的是三焦腑，肾中闭藏的阳火就是三焦相火敛降而成的。

至于三焦在哪里，争议就更大了。所以我们只要先知道人体内有一个充满相火的地方，这个地方叫三焦，至于它是人之体腔还是膲脏，只能期待今后的研究结果了。

我们在之前说过少阳相火的主气时间是小满到大暑，这段时间是一年中最热的，而大暑后就到了秋天，天气也开始变凉。因为暑气是由变强的心火蒸水湿于上形成的，所以暑热比心火还热，于人亦同理。君火将能量传于相火，是希望相火去完成一个重要的任务——即将火敛降到地下水中，使心不至于太热。所以凡出现上热皆是因为相火没完成下降的任务，跟心火没有直接关系。换句话说，只要相火能敛降于下，心就不会热。

三焦里的相火能随太阳膀胱经下行于膀胱水腑。膀胱有两个重要的作用，第一是作为肾脏的腑，要将相火传递于肾水中。第二是管人体津液排出体外，即管小便。

而这两个功能都与其收藏相火有关系。水腑得相火后，若将火闭藏于水脏中，那水腑就不会太热。当膀胱里的水达到一定程度时，升发的木气就会行疏泄之令，小便则出。如果水腑不将火传于水脏，那相火就会在膀胱里聚而成热，停滞在膀胱的相火就会影响木气行疏泄之力，最终导致小便不利。

三焦是提供相火的地方，其手少阳三焦经也是起到一个运送相火的作用。而我们说了相火需要敛降于下才不会导致上热，可是手少阳三焦经的走向是从手到头、从下往上的，根本起不到往下敛降相火的作用。那相火由肺金和胃土降敛后，是走什么道路下到膀胱呢？这条道路是足少阳胆经。

胆腑之气亦称为甲木，甲木原跟乙木同为厥阴风木之气，而甲木受三焦相火的影响，其气从化了相火。

足少阳胆经是由头走足，正好可以收相火下行。足少阳胆经是相火下降到膀胱的唯一途径，所以导致上热的直接原因也都为甲木不降。

六气之暑气显现时，人则病暑，而当人中暑时，暑气最为明显。中暑是人在夏热感受到了外界暑热之气，使得自身暑气过旺所致。这个时候上之相火旺盛，所以病人出现发热、头晕甚至神志不清等热症。

暑气中除了热还有湿，这常常被人忽略了。中暑的病人会因为湿气加重而出现乏力、食欲不振甚至泄利、呕吐等症状。

所以治疗中暑的患者不能只是清热降暑，还要注意燥土利湿（如治暑神方——人参白虎汤）。同样的道理，治疗相火上炎的疾病也需利湿燥土。

太阴湿土

大暑过后，金气将火收于土下，则雾气化而为水，于土而成湿。太阴湿土就是湿气，湿气在人入脾土，而湿气具体是怎么产生的呢？

《子华子》说："阴阳交，则生湿。"那阴阳相交又是怎么形成湿气的呢？

湿气是水火之中气，湿气的产生就如同水壶烧水一样。水得到热量而变成蒸汽，蒸汽上升到一半遇到阻碍就会变成水湿。心火蒸肾水于上，遇到脾土会停滞而成水湿，人之脾土就好比是水壶盖，所以我们总会发现水壶的盖子有水珠。如果心火旺，则脾之湿气还能蒸于上而为雾气，倘若火不够强大，那肾水被上蒸到中土就停下来了，脾土湿气就会过多。而湿气还有一种产生的方法，就是上焦的雾气被金敛降后化而为水，停于胃土而成湿。

木火在升发的过程中会携肾水上升于脾而成湿，金水在敛降的过程中，上之雾气会凉而成水湿停于胃。所以虽然胃土受大肠燥金之气的影响，以湿气从化燥气，但是只要圆运动一有停滞，脾胃的湿气就都容易旺盛。故黄元御说："十人之中，湿居八九而不止也。"

脾胃是圆运动的核心，起到轮枢的作用，而脾胃又容易湿气过盛，所以要时刻注意土湿的问题。中土的湿气过盛会导致脾胃运化之力不及，就会出现腹胀、食欲不振、恶心、呕吐、四肢无力等症状。

因为湿气过盛导致脾不升、胃不降，继而木水不升、火金不降，从而引发各种疾病，所以黄老治疗疾病多先培土燥湿，轮转中土。

阳明燥金

随着金气收敛的增强，水湿收于地下，大气就变得干燥，而这个燥气在人人大肠腑。

肺脏本气为金气，行收敛之令。位于上的雾气和心火遇到清凉的肺气后，雾气变成水，而火藏于水中，两者一同行于下。肺金因为得到由雾气凉化而来的水湿的滋润而不会燥，所以肺以燥气而从化了太阴湿气，故称太阴肺金。

大肠腑之气多为阳明燥气，便秘就是因为大肠之燥气过盛，使得粪便运行之路艰涩而不滑利，所以便难。辛金因为从化了太阴的湿气，肺得以不被燥伤，但是如果肺气收敛过程受到阻碍，上之湿气没办法滋润肺，肺就会被燥伤。如果肺气不敛，相火还会逆行而伤肺家。所以肺之为病多为热燥，而这一切都是因为肺金不降。

戊土以湿气从化燥金之气，燥气能克制住湿气，所以戊土之气更偏向于中和，这也为容纳各种各样的食物提供了可能性。因此，我们吃香喝辣的胃都不会有问题。胃土一病可能是因为伤湿，也可能是伤燥，但以伤湿为主，因为湿气是其主气。

六气之燥气会在肺金不敛时显现，通常表现为口渴、咳嗽、气滞、呼吸不畅。故治疗燥气时，多以凉金敛气为主。

太阳寒水

地面上的阳热经过秋天金气的收敛，全又回归到地下的水中。大气阳气薄虚而寒，此时的寒冷之气称为太阳寒水，在人入膀胱。

膀胱秉寒水而生，寒水能封藏阳气。膀胱最主要的作用就是封藏从三焦而降的相火，再把相火传给肾水，这样肾水得到阳气就会变成"温泉"，温则阳根固，生气有源。

而膀胱将相火传于肾水，仍能保持其寒水之性，所以肾水温而膀胱水寒为吉象。如果阳气停滞在膀胱，不传给肾水，肾阳就会虚衰，肾水变寒，生气绝根，所以肾水寒而膀胱水热为病象。《四圣心源·太阳寒水》曰："癸水病则必寒，壬水病则多热。以丁火化于癸水，故少阴之脏最易病寒，壬水化于丙火，故太阳之腑最易病热。"这句话讲的就是这个道理。

六气之寒气显现时，说明了阳气没有封藏到肾水中，导致了肾寒而不生火。暖肾补阳是治疗肾寒的主要方法。但是也要明白，肾寒可能只是病的结果，而非原因，所以不要一味补阳，正如对于上热之症不要一味降火一样，要先思考造成肾寒的根本原因。时刻牢记一点：令六气平和制约，才是中医治病的大道。

详细的圆运动逻辑

六气理论讲完了，圆运动本来是六气合一为圆，现在被分开来讲，可能会比较混乱。而造成混乱的主要原因是我们在脑海中还没形成整体的逻辑图，所以我们得把整个六气圆运动总结一下。

进入人体的食物和水在脾阳的磨化下变成谷气、谷精和雾气，谷气和水随脾阳从①足太阴脾经上行，谷气入心而为火，水于上而为雾气。

随着火不断增加，心会将火传给附近的心包。所以心之火名为君火，心包之火名相火，虽然异名殊体，但实为同源。

相火与雾气相合为暑气，秉清凉之气而生的肺脏能够将上之相火和雾气收敛，其中雾气通过凉降变成水，降洒而滋润各个脏腑，水之粗者注入膀胱而为溲溺。

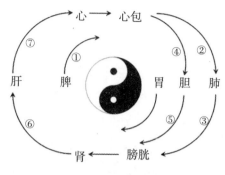

圆运动详细逻辑图

肺行降敛之路是②③手太阴肺经，为什么肺经要分成两段来表示？这是因为肺要行使收敛之政，胃气必须先右降，谷精随胃气右降，肺金需要谷精承载阳气。若胃气不降，那肺金会停滞在②上。

除了雾气，随着肺金之气收敛的相火也要往下降，而相火随水走④⑤足少阳胆经下行于膀胱。

大家在这里要弄清楚相火是以温水的形式下敛，火是没有办法独自下行的，必须要借助承载能量的物质才可以。故清凉的肺气使得位于上的相火敛降为水，相火的能量藏于水中一同行胆经下于膀胱。

足少阳胆经分开④⑤两段的原因也是因为胆木要下行得靠胃气右降。相火入膀胱后，膀胱作为肾之腑会将火传于肾水封藏起来，肾水得相火则为温泉。

肾水温升而为肝木，温暖的疏泄之气从⑥足厥阴肝经行于上，但是仅仅依靠肾水中的阳气，肝气没法升于上，升到一半时需要脾阳的帮助，脾阳左升，肝气才能从⑥到⑦升达变成火。

上面那个图跟之前在"精华滋生论"讲的那个圆圈是很相似的。总体而言，都是水之温气升而为木气，木气随己土升而为火，火遇辛金则降，戊土之右降帮助金完成收敛，将火收藏于下水之中。只不过现实比理想略微复杂罢了，上升的火集中在心，而下降之火从心包而出，胆经负责将收敛而来的火降下去，而膀胱负责接收从上而降的火，肾负责温升肝木，如此差别而已。

水得温而升，火得凉而降，周而复始。人体之气就仿佛只有一气在有序、和睦地运行着。所以健康的人无风、无火、无湿、无热、无寒、无燥。上之火本来会热，因金之收敛而无热；下之水本该寒，因火之降而无寒。六气不显现，皆因圆运动之和谐。

而如果出现了六气，就预示着圆运动出问题了。肝木能升，赖肾中之温气；肝木能达，赖脾中之阳气。水温土燥，肝气升达通畅则无风；如果水寒土湿，肝气就会升发不通畅，行疏泄之肝气郁而成风。

水中之气靠乙木升于上，君火得水阴而不热，如肾水之不升，君火则热。圆运动在形成火的时候就注定了其不会过旺，这是因为水气和阳气同时都上升了，所以心火不至于全是热阳。

阳明燥金能收敛，则上之雾气能收而为水，所以肺家不伤燥。而燥气要是显现了，那就是收敛之政没有行使好，要独责肺金。

下之水因封藏相火而不寒，如果封藏出了问题，就会病寒。

木火之所以能升是依靠己土之阳升，金水之所以能降是依靠戊土之阴降。反过来想，木火左升和金水右降也使得中土阴阳平和。若左阳升达受阻，木气会挟肾水上行于脾而成湿；右阴降敛受阻，金气带心火侵扰于胃而成燥。所以土病影响四象，四象也可导致土病。

圆运动如果一气平和运行就不会产生六气。六气有一气显现，人则为病。所以我们只要了解六气，就不会惧怕任何疾病。

脏腑十二经一条一条来看会很乱，我们可以先认为其中有些是为了圆运动，例如足少阳胆经是为了降相火；有些只是传播脏腑之气，例如手阳明大肠经是传播燥金之气。

如果经络主要是为了圆运动，就要考虑其运行方向。例如足厥阴肝经用来升发乙木的，所以升发对于足厥阴肝经是最重要的。

如果经络主要是传播六气，就要考虑其气的虚实。例如手阳明大肠经主的是燥金之气，就要防止其燥金过盛。治便秘最常用到一味滋润的药叫肉苁蓉，就是为了润大肠之燥气。

用经络穴位来治病的道理跟药物是一样的，都是调理气机之升降以调圆运动，所以中医推拿、针灸治病同样是需要辨证论治的。有些书写头痛推印堂穴、揉太阳穴，泄泻按合谷穴等，这种穴位治病的做法看上去简单实用，事实上是违反了中医辨证论治的准则，却一直受到推广，着实令人担心。

圆运动的基本理论到这里就讲得差不多了，也许大家一下子接受不了。没有关系，不必着急，找一片安静宽阔的草地，最好能有清风扑面而来，好好感受下天地的种种现象，同时在脑海中思考一年四季的变化和人体圆运动的规律。切莫急功近利，平和的心态能让我们收获更多的快乐。

黄帝内视法

在这一论的最后我们说点轻松的话题，前面讲的十二经在人体的运行轨迹是能准确找到的，因而我们在经络的书籍上面可以看到十二经在人身上的运行图。上面还有很多名字怪异的穴位，有的经络就在体表，而有的经络从体内贯穿到体表。难道大家就不好奇这些经络是怎么被发现的？经络的流向、轨迹、穴位是怎么确定的吗？

小水牛想告诉大家，关于经络的一切都是古人通过眼睛"看"出来的。

看？不要糊弄人，用眼睛怎么看，我们怎么就看不到啊？还有一些经络是在体内的，怎么看啊？

直接这样看当然是看不到的，古人是用了黄帝内视法来看经络的。这方法被记载在孙思邈的《备急千金要方》里，基本做法是"存想思念，令见五脏如悬磬，五色了了分明，勿辍也。"简单地说就是全身放松，眼睛微闭不要看外界，一心想着体内脏腑的位置形状和脏腑之气的运行，逐渐能看到五个悬挂着的磬，而且有五种不同的颜色从磬发出，沿着不同的轨迹运行，这些运行轨迹就被画下来成了现在的经络。

这种内视法就是我们经常所说的开天眼，小水牛没练过这种功夫，也不敢轻言断定其真实性，但是我曾经尝试过类似的方法。

我练习的方法叫点灯法，在心里默想身体有七盏灯，然后按照一定的顺序点亮，如果有一盏灯怎么用意念都点不亮，这个地方就有不舒服，如果七盏灯全被点亮，人就会有一种舒适感。我体验过这种舒适的感觉，后来怕方法不对走火入魔就不敢练了。

尚且不论这些方法是否科学，当我们身心疲惫时抛开杂念，一心沉思，仿佛整个世界都是空的，冥想一段时间，便会发现心情变好了，精神也变轻松了。不信大家可以试试，那感觉会很舒服。

对于一些现象，我们还没有能力去解释，但我们可以去体验，不要着急批判，先试试嘛。我也不知道用黄帝内视法能不能看到经络，但我相信这世界总有人能看到经络。经络中运行着阳气和阴气，每一条经络运行的气都不同，也就是能量不同，那其运动的频率当然也不一样，而只要出现频率差，就应该会有方法可以感应到。

普通人的眼睛只能感应380～720nm的光波范围，也许经络的光波就不在这范围内。因为不在这范围，所以我们看不见，但是会不会有人天生能看到其他光波，或者说通过一些方法能看到不在这范围内的光波呢？

美国心理学家雷蒙德穆迪博士所著《生命之后的生命》，说到人在濒临死亡时能听到平时从没听到过的声音和看到平时没看过的东西。我们是不是可以这样认为，人在濒临死亡时，其听力和视力范围突然广泛了，也就是说人的听觉和视觉敏感度是可以改变的。

这个世界上存在一些看不到任何颜色的人，他们看这个世界就像是在看黑白电视一样，这种看不到其他颜色的情况称为全色盲。

试想下，如果全世界所有人都是全色盲，而你去告诉他们，这世界是存在一些人能看到除黑白外其他红黄蓝绿的颜色，他们一定会觉得你异想天开，甚至觉得你脑子有问题。这就好比大家不相信有些人能看见经络，能看见人头顶有一光圈，甚至还能看到磁场是一个道理的。

不要因为看不见就轻易地去否定一些东西的存在，正如色盲的朋友不要认为这是一个暗淡的世界。虽然眼中可能只剩下黑白，但请相信你们一样可以过得很精彩，因为我们生活的地方的确是一个多彩的世界！

脉理篇

第十一论　脉之基础论——第一感觉很重要

金庸笔下有一位杀人神医叫平一指，治病的时候只需要一指搭于病者脉上就能对病情了如指掌。他帮令狐冲治病时，仅凭一根手指就能摸出令狐冲之前误饮了五毒教的补药，而且还发生过激烈的打斗，并正因遭受猜疑而难过。凭借一指就能洞悉一切，并且纤丝不差、分毫不遗，实在是太奇妙了。

中医的脉法一直以来就有着这样的神奇色彩，人们都觉得三指定脉断生死太不可思议了。再加上小说和电视剧有意将把脉这技术神化，大家就更是半信半疑了。那靠把脉到底能不能洞悉病情呢？

答案是肯定的。以前我也觉得脉法很神奇，一开始学中医就是冲着这份神奇去的。那时还看不懂古文，就只好看现代有关脉学的书籍。看了这些书后，我发现"脉"一点也不好玩，非常枯燥。疾病和脉象都被一一对应起来，也没说原因，仿佛就是在说脉象是病的标签。洪脉就代表阳盛，弱脉就代表阳虚，至于原因几乎都是略。这样令人兴味索然的脉学着实令我失望。后来从《濒湖脉学》《伤寒论》到《四圣心源》里圆运动脉法中，才了解到脉学并不是那么死板，有趣得很。我潜心学习一段时间后，若有所得。苦于经验太浅，缺乏时间的洗礼，小水牛对脉法的掌握还远缺火候。所以也没资格在这里讲经说道，只能尽自己所能，把有韵味的脉学分享给大家。

脉之原理

在学习一门技术之前不一定非要研究其产生和发展的历史，但是务必要弄清楚技术的原理。因为只有了解原理，我们才能坚信不疑地学习下去。而技术的原理往往可以引出学习这门技术的正确方向，所以掌握了原理以后就不容易走歪路。

脉法有很多种，寸口脉法、人迎脉法、三部九候脉法等。现在最常用的是寸口脉法，即把手掌大鱼际下面的腕上动脉，具体如何准确地定位等下再说。这条脉位于手太阴肺经的起始部分，所以平常把脉只把了手太阴肺经。上一论说，人有十二条主要的经络，如果我们能接触到十二条经络就能掌握全身气血的运行情况，可惜我们做不到。十二经脉中只有一小部分位于能被接触到的体表，寸口脉就是其中之一，故《灵枢·经脉》说："经脉者，常不可见，其虚实也，以气口知之。"虽然显见的经脉不多，但也不只一条，为什么独取位于手腕处的手太阴肺经呢？

这是因为肺主藏气，全身的气都由肺宣发输布。气从手太阴肺经之寸口出发流经十二经后再回寸口，气血皆行于脉，独靠气而行，所以寸口可以说是气血运行的起点和终点。气在十二经周而复始的运行，这就容易发生牵一发而动全身的问题，无论气在哪一经出现问题，都会影响十二经的正常运行，从而导致各经络出现异常。这种异常在手太阴肺经最为明显，因为手太阴肺经行的气是外界之清气，而接收的气是流经十二经之后的浊气，一旦出现问题，这两种气的差距就尤为明显。而不同经络对气的影响不同，所以造成的结果也会不同。因此，了解手太阴肺经的情况自然可以知道问题所在的经络。

打个比方，人体气血运行的情况就像工厂的流水线，原始的材料从手太阴肺经开始传到下面去。流水线上总共有十二个部分组成，每个部分工作的内容不同，有的负责装螺丝，有的负责包装。经过十二个部分的生产加工得到的成品由传送带运回到起始点。那我们在起始点检查成品的情况，就可以知道流水线上具体哪一个环节出了问题。比如二号线赵铁柱负责安装螺丝，现在我们看到的成品里几乎没有螺丝，那立马就可以知道赵铁柱这家伙没在工作，又跑出去谈恋爱了。这就是把寸口脉的原理。

因为十二经的整体性和手太阴肺经的特殊性，令十二经之盛衰悉见于寸口，所以我们能独以寸口而脉全身。

脉位和指法

寸口脉分寸、关、尺三部，如下图所示。那这三部应该怎么定位呢？沿着大拇指在大鱼际（就是大拇指下面那块大肉）边缘往下会摸到一块略微突起的骨头，这块骨头叫桡骨头，也就是很多书上写的掌后高骨。在掌后高骨稍微往里有脉搏跳动的地方就为关部。食指、中指、无名指三指齐平，先以中指按压关部，食指按压关前（远心端）以定寸部，无名指按压关后（近心端）以定尺部。

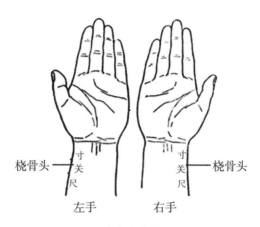

桡骨头　　寸关尺　　桡骨头

左手　　右手

脉之寸关尺

三指平齐是指诊脉者的手指略弯，使得三指指端平齐。让病人将手臂放松向前伸平，摆放在与心脏大致处于同一水平的位置，手掌向手心微弯，虎口向上，不要掌心向上。三指平齐以指目紧贴于脉搏搏动的地方，"指目"是什么地方呢？《脉说》："以指端棱起如线者，名曰指目，以按脉之脊。"指目是指端指纹比较像直线的部位。手指越接近指尖感觉越灵敏，而指尖有指甲，所以把脉一般会用最接近指尖的指目。病人的手掌虎口向上时脉更加流利，医生更容易接触到脉脊，所以患者手掌应虎口向上而非掌心向上。

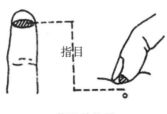

指目

指目的位置

把整体脉象时，三指斜下，同时由轻按到重按，由重按而再重按，又由重按到轻按，由轻按而再轻按。手指用力要有一个循序渐进的过程，最忌一下用力过大，一下用力过小。至于寸关尺的分部诊法，将在下一论融入医理后再讲。

脉诊的时间和环境

　　现在的医生对于脉诊的时间几乎没有概念，特别是急诊科的医生更不会有耐心去关心脉诊的最佳时间。但我们还是要知道一天之中有一个时间是最适合诊脉的，这个时间最早记载在《黄帝内经》里。《素问·脉要精微论》曰："诊脉常以平旦，阴气未动，阳气未散，饮食未进，经脉未盛，络脉调匀，气血未乱，故乃可诊有过之脉。"清晨刚起床的时候，人体气血没有受到饮食、运动、情绪等多方面因素的影响，人处在一个相对平静的状态，此时的脉象最能反映疾病的真实情况。

　　但是平旦诊脉有很大的局限性，普通门诊的医生一天要看几十个病人，他是做不到只在清晨的时候诊脉的。既然做不到，那又为什么要讲诊脉的最佳时间呢？

　　因为我们可以从中了解到脉诊要求的内在精神——要让病人处在清晨刚睡醒的状态，即让病人在诊脉前抛开一切思绪，保持冥思 10 ～ 15 分钟，尽量让自己感觉像刚睡醒一样。我们还可以创造一个像清晨一样舒服的环境，尽量保持诊脉环境相对安静，并且温度适宜。我们要尽最大的努力来减少外界环境对医生和患者的影响。有时候与朋友乘巴士外出游玩，朋友把手一伸就想让我把脉，我都会笑着拒绝。因为像巴士、商场这样嘈杂的公共环境是最不适宜诊脉的。

医者虚静以宁

　　诊断疾病一直以来都是需要医生和病人相互配合的，医生的态度会直接影响到病人的心理状况，进而影响诊断的准确性。所以医生态度要稳重认真、和蔼可亲，令病人心情平缓的同时还能取得病人的信任。这一个基本要求明明就很简单，为什么履行起来就那么难呢？现在紧张的医患关系与医者冷漠的态度也是有一定关系的，莫以为有才就可以无德，只有厚德才能载物呀。

　　医生保持一个好的心态，还有助于在脉诊时保持自身的注意力，以便让自己达到虚静的状态，虚静是一种什么状态呢？

　　简单地说，就是什么也不要想，不要想病人说的话，不要想任何脉学和医学知识，即"洗净胸中所蓄，寓孔神于三指头"。初学者最忌在心中想象脉的情况，然后再诊脉。如果我们已经想好这脉会是洪脉，那一切脉，得出的结果十有八九是洪脉。因为在这个过程中，我们已经被主观思维影响了，切脉的时候，注意力都集中在寻找洪脉上面，一得到有关的线索就会想当然地认为脉象为洪脉，哪怕最后真的是洪脉，我们也很容易会忽略其他更为细微的内容。

怎么判断自己是不是在虚静的状态下诊脉呢？当我们在诊脉时，感受到脉象如同一个人在跟我们传递她的感受时，就已经进入虚静状态了。比如虚静状态下，你把到一个很急促的脉象，你能感受到脉传递出一种很急躁的心情；或者你感受到脉象很微弱时，仿佛能听见脉象正在跟你诉说自己非常疲惫。进入虚静的状态需要医者保持超级强大的专注度，这对于初学者来说是有难度的。小水牛的做法是每次把脉前微闭双眼，想象自己正处在宇宙的黑洞中，而脉是我唯一能感知到的物体，这样我就能一心感受脉传递给我的信息。

脉之第一感觉

在还没有讲任何脉象理论知识前，我想先传递一个信息——人对脉的第一感觉至关重要。

彭子益老师说："诊脉前须先定六脉的整个大体，切不可先注意关脉怎样、寸脉怎样、尺脉怎样。"而定整体脉象最主要就是靠诊者对脉的第一感觉，就是医者在虚静状态下感知到的脉象传递而来的第一条信息。

也许有人会说，用脉来诊断疾病这么严肃的事情怎么可以靠感觉呢？事实上在这个世界上有很多技术都是凭感觉而被发挥到极致的。中国有个成语叫熟能生巧，熟之所以能生巧，就是人通过不断重复相同的动作之后，形成了对这项技术的独特感觉，而凭借这种感觉便能把事情做得很巧妙。

卖油翁之所以能在不弄湿铜钱的情况下将油穿过铜钱孔，就是靠长年累月倒油积累的感觉；优秀的篮球运动员经过长久的训练能拥有出色的手感，这手感就是手对球的感觉，也有的人称之为肌肉对于投篮动作的记忆，他们在场上只凭着这种感觉就能打出精彩的比赛；有一些经验丰富的医生不需要问诊和脉诊，只需要看病人一眼就能知道病人身体哪里出了问题，这就是因为丰富的诊断经验已经让医生对不同患者产生了感觉，只要是同一疾病的人给医生的感觉往往都是相同的，所以优秀的医生一眼就能判断病人得了什么病。

　　这就是感觉的力量，说不清，但就是这么强大。上面提到的感觉似乎都要通过很长时间的积累才能得到，但是如果我们一开始就特意去培养这种感觉，那以后进步的速度将会是飞速的。

　　每次把脉时要去感受脉给你的第一感觉，不要急着去判断脉象情况，等体会了感觉之后再去分析脉象和病机。这样病人的情况和你对脉的第一感觉就会在你脑中形成一种联系，等到这种联系稳固后，你就能凭着第一感觉来判断病人的情况。所以从第一次把脉开始就去寻找脉给我们传递的感觉，这样坚持下去就有机会成为脉诊的顶尖高手。

　　不想成为将军的士兵不是好士兵。虽然我们才刚开始学习脉诊，但是也要以成为脉诊高手为目标，这也许会让我们吃不少苦头，也许别人会说我们狂妄自大，可是又有什么关系呢？想要一览众山小的人，岂会怕这一点高处之寒？

第十二论　圆运动脉法论——最容易掌握的脉学

关于脉的理解自古以来就有各种不同的版本，这其中有难经脉法、太素脉法、内经脉法等。面对这么多的脉法，我们经常会无从下手，不知道应该选择哪一家才好。其实学习的过程有时候就像玩电脑游戏，游戏难度从低到高才能让人坚持玩下去，要一开始就是打终极大怪，谁还会对游戏那么痴迷？所以借鉴开发游戏的思路，今天小水牛给大家介绍公认最容易理解的脉学——黄元御圆运动脉法。

圆运动脉法

经络是人体气血运行的通道，寸口脉作为手太阴肺经的一部分，必然也被气血充满，所以研究脉象究其根本就是研究脉中气血的情况。而寸口脉之所以历来被用于诊断疾病，是因为全身脏腑气血的情况都能在寸口脉上显现出来，人们根据显现出来的情况就可以判断疾病的根源所在。那脏腑的信息在寸口脉是如何分布的？

《四圣心源·寸口脉法》曰："心与小肠候于左寸，肺与大肠候于右寸，肝胆候于左关，脾胃候于右关，肾与膀胱候于两尺，心主三焦，随水下蛰，亦附此焉。"

心主三焦是心包和三焦的意思，不是心主导三焦，心包和三焦的相火问题等下再谈。现在先看其他已经在寸口处被黄老分配好位置的脏腑（见下图）。通过对圆运动理论的学习就可以知道，脏腑是有主次之分的，脏主管腑，人体气血的运行规律大都由五脏决定，五脏气血的运行状况决定了人体的健康程度。所以在思考疾病根源时，先以五脏为核心找问题，再考虑腑的问题，下图就体现了这种思路。又因为膀胱在圆运动中有独特地位，所以六腑独有膀胱出现在图中。

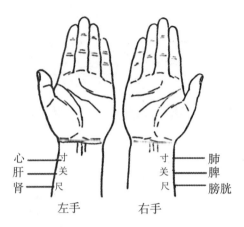

脏腑在脉中的分布

接下来小水牛将根据黄元御的脉法理论画一幅中医历史上还从未出现过的图——圆运动脉图。

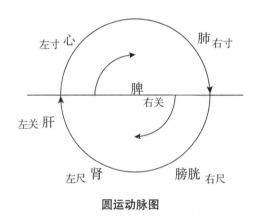

圆运动脉图

将左右手的寸关尺连成一个圆，把脾的位置放在中心就成了这个圆运动脉图（见上图）。大家发现没有，上图和圆运动规律图几乎一模一样，难道脉法也符合圆运动规律？

没错，脉法符合圆运动规律正是黄元御的独特思想。从左尺到左关，再到左寸、右寸、右关、右尺，再回到左尺构成了脉之小圆，透过这个小圆可以了解人体内气血运动之大圆的情况。眼睛是心灵之窗，而寸口脉则是圆运动之窗。换句话说，诊脉者合握患者左右脉犹如握全身之气血。接下来说说圆运动脉法的具体情况。

浮沉大小

阳浮而阴沉，这是阴阳固有的性质。脾土居阴阳之中，所以其脉在浮沉之半，其位在关。浮沉该怎么判断呢？

浮脉是指以比较轻的指力就能感受到脉象，沉脉则要用重手按到筋骨才能感觉到跳动。我们也可以认为，浮在体表而沉在体内。脾脉在浮沉之半，手指要用适中的力来感知。《四圣心源·浮沉》："关者，阴阳之关门，阴自此升而为寸，阳自此降而为尺，阖辟之权，于是在焉，故曰关也。"如圆运动脉图所示，脾就像横贯左右的一扇转门，左阴升而右阳降。左升则肝木达，右降则肺金敛，所以脾候于左右两关。这就奇怪了，之前不是说脾胃候于右关，怎么就成了两关了？

人之气虽分六气，然六气周游而化一。整个圆运动就是一气在变化，而寸口脉既然为圆运动之窗，理应也为一气运行。气之升降受脾土枢纽的控制，所以气在升和降时都与脾土有关，那自然两关都能候脾胃。只不过因为肝也候于左关，所以在右关脉中能更加清楚地了解脾胃的情况。

如果脾土虚弱，那么就会导致脾阳不升、胃阴不降。由于脾阳不升，所以肝木不达，肝木不达则胆木不降，这是因为肝胆互为表里，与脾胃之间的关系是一样的。

这个时候两关部的脉象都会大，左关大是因为阳从肾水左升为肝木，脾不升导致肝木没办法继续左升，所以肝木之气郁聚于左关，右关大是因为胃气不降，而胆木没办法右降，所以郁滞在右关。故黄老说："左关之大者，肝脾之郁而不升也；右关之大者，胆胃之郁而不降也。"

相火通过足少阳胆经下藏于肾水，现在胆木不降，相火也就敛降不了。没法敛降的相火会发挥其火易上炎之性，肺金原来的清气被上炎的相火郁蒸化而为火，平常上火的症状就是这样产生的，此时肺的右寸脉会变大。肝木郁陷不升，木中的温气就会抑遏于下而生下热，于是候肾的左尺脉也会大。这就是黄老所说的："右寸之大者，肺金之上逆也；左尺之大者，肝木之下陷也。"

左手脉象

通过了解由土虚引起脉象变化的过程，可以知道在研究脉象时要以六气圆运动为核心，而不是单独考虑某个脏腑。所以彭子益建议我们在把脉的时候，"只觉两手按着同一个圆运动的气体"，这是脉诊的妙法，也是学习脉法的捷径。

想根据脉诊来判断疾病，就必须先知道常人的脉象，那怎么用圆运动来思考常人的脉象呢？

常人六气皆平和，其土气冲和则脾能升、胃能降。肾为水脏，其性为沉，但肾水中闭藏着宝贵的坎阳，所以沉中带浮。沉中带浮是指手指用重力按到筋骨时能感受到脉气正往上升，这就是"阴体虽沉而内含升意，则沉中带浮"。所以常人候肾之左尺脉沉而濡实，脉沉而能感到气血柔顺充实而有生意。

肝木生于肾水，木气的状态为初阳萌于肝血，《黄帝内经》里说的"厥阴常多血而少气"，就是指厥阴肝木中血多而气少的状况，所以肝与肾一样皆为沉。然而木中的温阳比肾中的坎阳多，所以肝沉中之浮性较肾更为明显。肝木随脾土而能达，木气升达于上而成心火。在这个过程中，木气显示出升发的本能，肝脉会较其他脉象长，故常人候肝之左关脉沉而牢长，给人感觉到脉象虽沉但有非常明显往左寸升发的倾向。

肝木随脾土升发而上达为心火，火有强烈上炎的性质，心虽有离阴却也改变不了其浮散之性，所以常人候心之左寸脉浮而大散。左寸脉给人感觉到气血都在争着往外表现自己，那感觉就好像一群可爱的小朋友在课堂上争先恐后地抢着回答老师的问题。心之离阴的存在使得心脉浮而不过，升浮中带有一丝和缓。

从肾脉到肝脉再到心脉，这个过程的气血从封藏一步步走向升发，一个健康的人左手脉象从左尺的沉实逐渐升浮为左寸的浮散。所以在把患者的左手脉时，心里要想着自己正把着一条升发的气脉，如果被诊脉的人是正常的，那从左尺到左寸会呈现出一气升发，通畅无比的景象。而左手脉象出现异常，基本上就要在气机升发这方面思考，比较常见的问题是肝木因脾土湿而不达，阳气郁而左关脉大。若气陷于下，左尺脉也会大；若肝气久郁，木不能生火，心火乏源，左寸脉就不再浮大。

医者要特别注意久病之人左尺的情况。左尺候肾，肾阳为心火之根，阳气只有闭藏于肾水里，才能不断地向上升发阳气。若是阳根浮现，久病之人恐怕病情将要急剧恶化。这情况就好比原本深入土壤的树根现在断了，剩下的一些残根从土壤冒出，预示着大树很快就要倒了。这个时候，医者就要用尽一切方法来延长病人的生命，并且询问病人还有什么未了的心愿。医生并没有化腐朽为神奇的力量，能做的就是尽量让病人不要带着遗憾离开。

右手脉象

心之阳气和蒸于上之雾气合为相火归于心包，位于心包的相火随肺清凉之气下藏于肾水，所以并没有脉位专门候相火，故黄元御说："心主三焦，随水下蛰，亦附此（右脉）焉。"相火随金水下藏于膀胱，虽然没有固定脉位，但是整个圆运动收敛的过程全都与之有关。

相火行于肺气时开始被收敛，其雾气遇清凉之气化成水，而相火被肺气敛收后随水行于胆经而降。上之火遇到肺金后，其浮散之性会有所收敛，所以常人候肺之右寸脉不再像左寸脉那么散大，而是浮中带有点短涩，这短涩就是肺金收敛之性，给人的感觉是脉象虽然浮，但已经有往里收的迹象。

常人中气旺，脾能升而胃能降。胃气降则肺金收敛之政通行无阻，化气于相火的胆木也能够下行。胃腑位于气血降敛过程的中间，其性不浮不沉，故候脾胃之右关脉在浮沉之半。

这里有个问题要解决，右关事实上是候主降敛之胃土的情况，为什么却说脾胃都候于此？

没错，右关是候胃土的，而左关事实不只候肝木，还能候脾土，所以在圆运动脉学里，左右两关分别候脾胃。独以右关候脾胃只是因为右关脉象的情况更能清楚地表达胃土的情况，通过胃土的情况可以反推了解到脾土的状况而已。这是因为脾胃相表里，脾升则胃降，从藏象可以了解腑象，那从腑象自然也能知道藏象。这也提示我们研究脉象时不要认定右关就是候脾胃，要知道右关到底是属于气机升降的哪个部分，对于其他脉位也要这样研究，只有这样我们才能抓住脉的实质。胃土处在阳火敛降为阴水过程的中间，所以候胃土之右关脉虽然在沉浮之半，但能感觉到正在往右尺收。

胃土降而肺金行收敛之政，上之相火随水下于膀胱。膀胱为水腑，其性为沉，下行之相火会藏于膀胱之水中，所以沉中带沉。沉中带沉是指手指用重力按到筋骨时能感受到脉气还在往里收，这与左尺肾脉的沉中带浮刚好相反。上之火下蛰于膀胱，而膀胱还要将相火闭藏于肾水，所以膀胱之气往里沉，故常人候膀胱之右尺脉给人感觉沉实之中仍有往里收的倾向。

从肺脉到胃脉，再到膀胱脉的这个过程，气血从升发一步步走向封藏，一个健康的人右手脉象从右寸的浮散逐渐降沉为右尺的沉实。所以在把患者的右手脉时心里要想着自己正把着一条敛降的气脉，如果被诊脉的人是正常的，那从右寸到右尺会呈现出一气降敛平和顺畅的景象。而右手脉象出现异常，基本上就要在气机降敛这方面思考，主要的问题就在于胃气不降，相火和胃气郁滞从脉象上显现就是右关脉象大；相火上刑肺金，火炎于上，那么右寸脉象浮大；火不下行，水中无火，遂致右尺脉象沉小。还有一种情况就是相火能行于下，但是膀胱封藏不了，相火就会浮现在水腑表面，此时右尺脉浮大，这种脉象常出现在小便淋沥的患者身上。

双手脉象

左右手的脉象分别讲完了，总结就是左手脉象是一条从尺往上升发的气，右手脉象是一条从寸往下降敛的气。那双手合在一起，就是一气从左升由右降的一个圆运动。

所以彭子益告诉我们，诊脉的时候最好双手一起搭脉，然后"只觉两手按着一个圆运动的气体"。两手分别同时按患者的左右脉，感受脉象给你的第一感觉后，接下来要想着自己正把着一个圆运动的气体，从左尺上升到右尺下降，再回到左尺是为一圈，感受这一圈的气体是否运行通畅，如果不通畅是在哪里出了问题，最后在出问题的地方认真探索。这样就能有效地从脉象中找出身体脏腑的问题，进而为处方定药提供依据。

整个"圆运动脉法论"的整体框架讲到这里就快结束了，如果这是你第一次接触到脉学，那么你是幸运的，相信黄元御老师这种独特生动的脉法必定会对你以后的学习产生潜移默化的影响。而如果你以前学习过其他脉法，而且学得很好，那你可以坚持原有对脉象理解的思路，当然你也可以借鉴这个用圆运动过程来理解脉象的独特思想。

　　走向成功的路永远不唯一，我们可以学习别人成功的方法，但是不一定要效仿他们的做法。走出一条属于自己的路，成功会有别样的喜悦。这也是我对学习中医的想法，黄老的思想固然是伟大的，但我们一定要带着自己的思想去学习，这样才有可能将圆运动思想推向一个更高的境界。也只有这样，我们才有机会超越伟大！

第十三论　脉法杂论——如何舍证从脉

记得我们在第十一论已经分了几个部分讲脉法的基础，这一论看名字似乎又要分几个部分来讲脉法了。有些看惯了内容条理清晰书籍的朋友可能会不喜欢这种把一个内容支离破碎分散来讲的方式。对于这样的朋友，小水牛十分抱歉，因为从小到大，小水牛最怕有关格式的东西，按照格式来完成一件事情会把我逼成一个近乎没有智商的人。

我是只随性的牛，喜欢在广阔无垠的大草原自由玩耍，如果你让我待在几十平方米的牛棚里生活，哪怕那里装饰得再金碧辉煌，我也会不乐意。我始终认为，无论是生活还是学习，只有自由才能获得无限的灵感，所以请你们一定要原谅我的任性。

好，下面真的又要分几个部分来介绍其他脉学的内容。上一论我们认识了圆运动脉法，也知道了诊脉不过是去感知一个气体的圆运动而已。现在我们要趁热打铁，将这个有趣的脉法延展开来。

杂论一：四时脉体及五脏常脉

"天地之气，生长于春夏，收藏于秋冬。人与天地同气也，阳气生长，则脉浮升；阴气收藏，则脉沉降。是以春之脉升，夏之脉浮，秋之脉降，冬之脉沉。"

这句话是在讲整体脉象会随四季的变换而发生变化。通过前面的学习，我们已经知道脉象的情况取决于人体内气血运动的状况。气升则脉浮，血沉则脉降，而各个脏腑的相互协调，使得气血在人体内形成一个圆运动，所以左右脉才会呈现出一气圆运动的景象。四季之所以会影响人的脉象，前提也是因为季节会影响人体的圆运动。

春为木气主时，这时整个世间万物因木气而呈现一派百花争艳、欣欣向荣的暖象。人禀受此时天地之木气，故人体木气升发之力强，圆运动的左边升发运动加强，而右边敛降运动减弱，所以春脉整体都偏升浮。这里有个逻辑需要弄明白，整个圆运动虽然是一气周流而成圆，但是并不是说左边升发加强了，右边会顺势敛降加强。因为圆运动的各个环节需要不同的环境，升浮需要温热，降沉需要凉冷。

针对这个知识点的理解我对大家有信心，小水牛担心的是在理解脏腑之间那个小圆时你们可能会迷茫。脏腑之间的关系是互为表里，到底什么是互为表里呢？

我们尝试用咬文嚼字的笨方法来解析这个词，"互"的意思是相互，"为"是作为，"表里"是外表和内里。好，我的解释完了。

小水牛，你这也叫解析啊，这种解释小学生都会，你是在忽悠我们吗？

好吧，其实上面真的解释好了，把每个字连起来就好了嘛，互为表里不就是相互作为外表和内里，主语当然是脏和腑。脏腑相互作为外表和内里，如果我是你的外表，那你就是我的内里；如果你是我的外表，那我为你的内里。不过我们习惯以人为参照物，认为腑为脏之表，脏为腑之里。讲了这么多表和里，就是想说脏腑相互联系、相互依存，几乎就是同一个整体，只要一方出现问题，另一方必然受影响。例如肝气不升，胆气必然不降。而肝气升发加强，胆气敛降就加剧。所以脏腑中只要改变一方，另一方也会随这个改变而相应发生变化。

黄元御在治疗胆木不降、相火上逆的病人时，就常常会加入升肝达木的桂枝，有些人怎么也想不明白，为什么敛木要用桂枝？事实上，黄老就是利用了脏腑互为表里这个关系。脏腑之间的圆与大的圆运动是有点区别，怎么样做到不混淆呢？抓住六气的分布就好，脏腑之间的主气都是同一气。而圆运动有六气，不同类型的气需要不同的环境，所以改变一个环境，会促进圆运动的一部分抑制另一部分。而对于脏腑来说，不是促进就是抑制，要不然就是没有影响，如此而已。

骄阳似火的夏天为这个地球带来许多火气，人禀火而气浮，所以夏脉整体偏浮。人禀金秋之金气而气敛，所以秋脉整体偏降。人禀寒冬之水气而气藏，所以冬脉整体偏沉。

为了让大家能更好地记住四时脉体的情况，我决定搬出《黄帝内经》中写的最有文采的一段话。《素问·脉要精微论》曰："春日浮，如鱼之游在波；夏日在肤，泛泛乎万物有余；秋日下肤，蛰虫将去；冬日在骨，蛰虫周密，君子居室。"这句话用了鱼和蛰虫来比喻脉象，形象地向我们解释了四时脉体。而这句话也向我们传递了一个很重要的信息，即在认识脉象的时候，我们可以从自然万物中寻找相似的感觉，同时这也在侧面支持了小水牛在"脉之基础论"中着重提到的观点——诊脉时感觉很重要。

五脏常脉，我们基本在圆运动脉学中讲了，就是左手脉升，右手脉降，从沉到浮再从浮到沉而已。而在这里要说的是，常人的五脏脉象在任何时候都要保持其原来的特点，这个特点不因任何季节、天气、环境而改变，只要一改变，那这个常人就会变成病人。

判断一个人是否健康，要以体内圆运动是否和谐有序为标准，任何时候人体的气血都在做升降的圆运动，在不同部位该升时就得升，该降时就得降，这样人才不会有疾病。所以五脏对应的脉象在任何时候都要保持其原本浮沉的特点，不会因外界环境的改变而变化。举个例子，候心之左寸脉浮而洪大，常人无论何时心脉都应该洪浮，只不过洪的程度会受外界因素的影响，夏天火旺，心禀火而生，所以夏天心脉洪浮程度最强盛。而冬天水旺，心浮散之性受到水性的影响略微收敛，但其性仍为浮散，所以冬天心脉洪浮程度最微弱，但也是洪浮。其他部位的脉也是这样保持自身特点的。

个性是我们之所以能立足于这个社会的根本，我们可以根据外在环境对个性做出调整，但绝不能见风使舵，抛弃立足之根，否则必将在忙碌中迷失自我。中医之理与人生之道，何其相似。

杂论二：脏腑脉象

刚刚我们之所以花时间介绍了脏腑互为表里的关系，这是因为接下来马上就要讲脏腑脉象。脏腑在寸口脉上的位置分布在上一论已经说过了，基本上就是一对互为表里的脏腑占据其圆运动中相对应的位置。

《伤寒论·辨脉法第一》曰："寸口脉浮为在表，沉为在里，数为在腑，迟为在脏。假令脉迟，此为在脏也。"

医圣张仲景认为，在寸口相同的脉位，浮数为腑脉，沉迟为脏脉。

左寸脉候心和小肠，如果左寸脉较平常更为沉迟，那么疾病就发生在心，如果较为浮数，那么病在小肠。其他脉位亦是。腑脉之所以浮数、脏脉之所以沉迟就是因为脏腑互为表里。腑气行于表，其阳气较脏多；脏气行于里，其阴气较腑多。故腑性偏浮，脏性偏沉。

常人腑气内交于脏，脏气外济于腑，则阴阳平而脉息调。腑病则气不内交，脉只浮而不沉；脏病则气不外济，脉只沉而不浮。简单地说，脏气和腑气之间相互协调，使得阴阳平和。脏病则脏之气没法发散到外表之腑，所以脉沉而不浮；腑病则腑之气回不了内里之脏，所以脉浮而不沉。抓住脏腑之间互为表里的关系，脏腑脉象就比较容易理解。可是诊脉时，我们会发现操作起来的难度远比理解理论要大得多。

首先是关于脉象浮沉的问题，腑病脉象浮数，脏病脉象沉迟。可是在圆运动脉象里，候心之左寸脉本就为浮脉，如果火气太旺，心脉会浮而为洪。所以心脉被诊为洪脉，根本分不清是心病还是小肠病。同理，右尺膀胱脉为沉脉时，也分不清膀胱病还是肾病。

然后还有个问题，腑在寸口脉上的定位并不是唯一的，彭子益在其著作《圆运动的古中医学》中就谈到了这个问题："肝胆脉俱候于左关，却胆经脉亦候于右关。大肠经脉候于肺脉，大肠位居下部，亦候于左尺脉。"因为腑在圆运动的作用及其位置所在，腑之气可以在其他脉位被感知。

基于有这两个问题，我们一开始学习脉法是不太可能把出腑脉的。但是没关系，罗马不是一天建成的。腑在医理中的地位远没有脏那么高，有些脉法几乎就不单独提腑脉，比如李时珍汲取他父亲李言闻《四诊发明》之精华所发明的《濒湖脉学》就没有提及腑脉。

所以对于脏腑脉象的学习切莫着急，随着临床经验的积累和对各家知识思考的加深，我们能逐渐明白这是怎么一回事。中医在别的方面也存在着这样暂时没法弄明白的问题，事实上不只是学习中医会遇到这样的问题，别的领域也存在这种情况。大家莫想一口吃下一只大象，纵然勉强咽下，也必定会消化不良。

杂论三：真脏绝脉

土者，四维之中气也。

脾阳左升则肝木上达，木之温气化而为心火；胃阴右降，肺金之凉气降化而为寒水。身为四象枢纽的脾胃正常，则圆运动见圆不见真。"真"是什么？真脏之气，即五脏真正的本气。

中气旺实，阴阳调和，圆运动犹如一气周游而成。中气的存在使得肝心肺肾之气皆运行起来，所以这四脏之气虽有特点，但特点不至于太过。比如肾气的特点是沉降，因为圆运动，阳气能下藏于肾中，故肾气沉中带浮，所以肾脉沉中微浮。

脾胃之气性缓，四象禀土气而缓，所以肝脉弦长而缓、心脉洪浮而缓、肺脉毛涩而缓、肾脉石沉而缓。事实上，心肝肺肾之所以有缓和之气是因为五行运动圆和。而脾胃在圆运动中起主要作用，大家都认为四象是脾胃的儿子，会继承土气，所以才有缓和之象。怎么理解并没太大关系，反正五脏脉象都应该有缓和之意。

如果中气衰亡，枢纽不动，整个圆运动就会停滞，肝心肺肾之气不再含有缓和之性。这时四象就都有可能出现真脏之气。

中气败亡，脾胃之气几乎全无，此时脾土之脉给人的感觉就像破旧的古庙偶尔从屋顶滴下一点水滴，这点水滴的脉动是仅存的中气在做最后的挣扎。

肝木没有了脾阳，一丝也升达不上去，其疏泄之气拼了命在做最后抵抗。所以切真肝脉时，就像手指在按压刀刃，能感觉到肝气非常急切地想疏泄但又做不到的绝望。

圆运动不再进行，心之火不再敛降而下，心火只升不降。切真心脉就像摸着转动的薏苡仁，能感觉到心火非常躁急，仿佛火气能冲出来燃烧切脉的手指。

肺金缺少了胃阴，不再敛降心火，肺之气弱而不收，其脉如毛发一样浮软无力。

肾变成了一池寒水，没有半点阳气，所以真肾脉只沉不浮，给人感觉就像石沉大海，即将永远分离的恐怖。

真脏脉一见必死无疑，因为整个圆运动都被破坏了。既然必死无疑，那讲这个真脏脉有何意义？难道就是为了以后炫耀自己有断生死的能力？非也，治病救人是医生的本职工作，任何医学知识都是为了帮助医生更好地工作，炫耀从来就不是医生要干的事情。真脏脉是病人将亡时的脉象，如果医者在治病救人时发现患者初显真脏脉，就有机会能及时保住中气，挽救生命。

倡导"治病必先议病"的清朝名医喻嘉言，曾治疗一个叫吴叔和的当地富豪。这个病人前几天因为咳嗽吃了别人开的药后就上吐下泻，所以来找喻嘉言看。

喻嘉言刚一诊脉，冷汗就从额头冒出来，脉象躁急，刚劲没有软缓之意。他心想这脉象已经接近真心脉，吴叔和应该病得很严重了。所以就跟吴叔和说："你今天不能走，得在我这留下，因为你已经病得很严重了，不好好治恐怕会有生命危险。"

"我身体好得很，一顿能吃下三碗饭，怎么可能病得很严重。你是想骗我的钱吧，我跟你说，我有的是钱，赶紧开药，我付你双倍诊金便是。"吴叔和似乎有点生气了。

喻嘉言知道要让这位病人在没有严重症状的情况下相信自己有重病是不可能的了，所以也只能反复叮嘱他回去一定要准时喝药和及时回来复诊。

吴叔和刚出喻嘉言的医馆，就把药扔进了垃圾桶，嘴里还嘟囔着："我这么健康，竟然说我有生命危险……"

就在那一年的冬天，某天吴叔和胸腹紧痛，闷得几乎呼吸不了。这时中气已经出现衰亡，以致胃气不降，胆木不敛，上郁克胃土，导致胸腹痛；肺金敛降失常，肺气郁滞，故呼吸不畅。没办法，吴叔和只能又来找喻嘉言，喻嘉言急忙用附子理中汤补其中气。吴叔和服了十几剂药之后，感觉舒服多了，可是这一舒服又把喻医生继续吃药的叮嘱当成了耳旁风。

第二年的四月，家里有亲人去世了，吴叔和难过至极，吐了一大碗血。这下吴叔和同学开始害怕了，赶紧找来了隔壁郎中看看自己是不是快不行了。这位郎中一看吐了那么多血，居然说不要着急，你这是伤心过度引起气机运行不畅，所以血才随逆行之气外出，只要开点药补补血，然后控制下情绪，很快就没事的。吴叔和听了这才安心，然后非常认真地吃了这个郎中开的滋润补血的药。原本土气衰弱的吴叔和吃了这些助湿败阳的药后，到底会怎么样呢？

先痛后呕，大便黏滞，觉得浑身像火烧，拼了命的喝水，就差坐进水缸里了。这个时候吴叔和又想起了那个早在半年前就断定自己将有生命危险的喻医生，喻医生来了之后，摇摇头说："对不起，你的中气已经衰亡了，津液也尽枯了，只剩下一团真火在体内燃烧，这火烧完，你也就……"果不其然，当热象消失，吴叔和就走了。

虽然这是个令人惋惜的医案，但也提示了我们学习真脏脉很有必要。试想下，如果吴叔和邻居那个郎中懂得真脏脉之理，还会开滋润补血之药吗？可惜郎中不懂，那我们自己懂了吗？

杂论四：舍证从脉——辨证以脉为准则

舍证从脉是指在治疗时发现病人的脉象并不符合症状时，以脉象为辨证准则。其实脉象也是症状之一，舍证从脉是舍弃其他症状服从脉象。

运用舍证从脉的首要条件是医者具有诊脉的能力，这句话并不是开坑笑的。如果你根本就不会把脉，患者明明是浮脉你把出来是沉脉，然后你当然会觉得病人全部症状都不符合脉象。所以这种情况下不能运用舍证从脉，否则后果不堪设想。

舍证从脉是对于能清楚判断脉象的医者，在遇到症脉不符的情况下的要求。出现症脉不符的原因是什么呢？是由于医者水平不够。似乎我又有点出言无状了，可是这次真不能怪我呀，因为自号半痴山人的清代名医王孟英用他的行动支持了我的说法。

在王孟英的医案里记载着这样一件事情：有个人外感风寒后恶寒发热，全身疼痛（为什么外感风寒会恶寒发热、全身疼痛？不知道答案的同学翻回到"气血营卫论"，温故而知新，才可以为师呀）。

王孟英给这个病人一把脉，发现左关脉弦细异常，脉象特别细小，还有点弦急，这样的脉为什么异常呢？这是相对外感病来说的，外感病脉象应浮，麻黄汤证脉浮数，桂枝汤证脉浮缓，这是张仲景总结的风寒的脉法。可是现在病人脉象并没有浮，而是与之毫无联系的弦细。

这种情况对于王孟英来说就是小菜一碟，左关脉象细提示了病人肝血虚。血少就会导致木枯而不升，木想升而不能，所以脉弦急。这时肝木升达不了，营气乏源，则卫强而营弱，而加上风寒入侵人体，这时营卫失和就更加严重。要解决这个营卫失和的问题，就得补充营气，而补充营气就得升肝木，要升肝木就得先补阴血以荣木，所以究其核心就得补充阴血。

王孟英略微思考了一下，挥笔就写下较大量的熟地黄、当归。别人都看傻眼，病人也略懂点医术，实在按捺不住好奇就问："王医生，我是感冒发烧而已，为什么你开这么多补血的药啊？"

"阴虚极度矣，不可治外感，药到病除。"病人服药后果然痊愈。

外感病出现弦急脉象，对于普通医者来说就是脉象和症状不符，对于王孟英这种高手来说就不是，所以脉症不符的原因就是医者医术水平不够，找不到症状和脉象之间的联系。

现在像王孟英这样医术高明的医者少之又少，大多数的人都是水平不够，所以舍证从脉对我们来说有重要的作用。当找不到症状和脉象的联系时，选择以脉象为辨证核心，就可以在水平不够的情况下解决疾病的根源问题。比如我们像王孟英一样碰到相同情况的病人，还没那个能力从肝血想到营卫不和，可是我们从脉象中知道病人血虚。这个时候我们就要舍证从脉，什么感冒、头痛统统不管，只管从血虚论治。四物汤可以吗？可以，加点甘草护中气，再加点桂枝升达木气，妙哉！

舍证从脉是为了防止像小水牛这样水平不够的医者在临床上酿成大错，所以当我们运用到舍证从脉时，就要反思自己怎么不能把症状和脉象联系起来，是欠缺哪一方面的知识？是否应该继续挑灯夜读？

书山有路勤为径，学海无涯苦作舟。医圣之道岂有涯，鸿鹄弃书成燕雀。

第十四论　二十四脉论——要抓住脉象产生的原因

看标题就知道这一论篇幅必然不短，但大伙请不要害怕。脉学的基本核心内容都已经被我们拿下了，现在要谈的二十四论只不过是剩下的小喽啰而已。因为敌人数量多就临阵逃脱，到了凯旋时论功行赏可就没你的份。

二十四脉是指比较常见、有明显特点、能作为辨证线索的二十四种脉象。当然脉象远不止这二十四种情况，指望只学习这一论就能把整个脉法学好是不可能的，这也就是为什么我一直反对用背诵脉诀的方法来学习脉法。脉有太多种情况了，不可能背的完，当然也不需要背。只要抓住了脉法的核心，别说二十四脉，就是二百四十脉那也只不过是小菜一碟。

而脉法的核心有两部分，第一是脉的组成，第二是脉的圆运动，这两部分都说过了，这里再强调一下。

《四圣心源·寸口脉法》："饮食入胃，腐化消磨，手太阴散其精华，游溢经络，以化气血。气血周流，现于气口，以成尺寸。"脉由气血组成，脉的情况在根本上是由脉中气血两者相互协调决定的。所以当我们遇到任何脉象，要先分析脉中气血的情况。这里的气血为阳气和阴血，这与肝中之血和肺中之气是不一样的。肝血和肺气本身就是血和气的不同组合，而在脉象中我们要开始学会把阳气和阴血分开来思考。阳性升浮，阴性沉降，抓住阴阳的特点，那思考由阴阳构成的脉象就会变得简单。

脉法的第二个核心部分是圆运动，两手脉犹如一气以圆在运动，左手脉气血升浮，右手脉气血降沉，左右手把脉象衔接成一个圆的整体。在研究脉象时，务必要把脉的情况放回到圆运动中去思考，这样便于迅速找出病的根源，处方定药也才能做到快、准、狠。

了解脉的组成和脉象圆运动之后，数量众多的脉象就只是一些虾兵蟹卒而已。

倘若抓不住脉的核心，脉象就会是密集的僵尸，倒下一批又会起来一大批。且罢，不吹牛了，我们还是出发吧。

脉之浮沉

浮脉：举之有余，按之不足。

沉脉：重手按至筋骨乃得。

先介绍下三种主要的运指方法：举、按、寻。滑寿在《诊家枢要》中说："轻手循之曰举，重手取之曰按，不轻不重，委曲求之曰寻。"举法是指手指搭在脉上后用一点点力去感知脉象；按法是指手指搭在脉上后，用比较重的力按到筋骨间去感知脉象；寻法是指手指搭在脉上后从轻到重，从重到轻以寻找到最适当的位置来抓捕尽可能多的脉象信息。这三种运指方法以寻法最难掌握，没有其他办法，多加练习是唯一可靠的途径。

用手指轻轻地按脉，就能感受到脉跳动得很明显，随着手指力度的加重，这种跳动强度逐渐减弱，按到筋骨时跳动几乎就没有了，这就是浮脉的情况。一般情况下，讲了脉象的情况就会紧接着讲对应脉象最常见的病症。每次看到这样的脉学书籍，我就会很着急，怎么就把最重要的内容给忽略了？要使脉象能够指导疾病的诊断，得先弄清楚造成这种脉象的原因，现在把原因给忽略，直接讲结果，就会无形中鼓励医者跳过整个脉诊的思考过程。缺少了脉诊的思考过程，中医的灵魂就已经丢失了一大半。所以别人都不讲的内容小水牛讲，我不怕大家异样的眼光，我只是头笨牛。

为什么会有浮脉呢？这么重要的问题竟然没人来管，真的不可思议。回答这问题，得从脉的组成说起，脉由阳气和阴血组成，阳性升发，阴性沉降。脉中什么东西能令脉象浮？是性升发的阳气。气血平和则阴阳相互克制，使得脉不沉也不浮。而阳气如果比阴血强盛，阳多阴少，阳气就会发挥升浮之性，阳气升浮的过程中会把阴血一同蒸于上，导致脉浮。阴气如果比阳气强盛，阴多阳少，阴血得以发挥沉降之性，阴血沉降的过程会把阳气一同敛降于下，导致脉沉。

所以浮脉是脉中阳气占主导力量，使得阳气和阴血都浮升于表造成。阳气占主导力量，即阳比阴强，细分起来为阳盛和血虚。阳盛则脉浮而有力，血虚则脉浮而无力。所以脉浮只是提示气血浮在表，阳气比阴气强而已，至于是阳强还是阴弱则要再分析。

感受风寒时，寸脉多为浮脉，营卫被风寒侵害，使得营卫不和，气血停滞于表，所以脉浮。若无外感症状时，右寸浮多为肺金不降，相火上炎；左关浮则多为土败木欲升而不能；若左关、左寸皆浮，此时可能是血虚，也可能是木火旺。如果尺脉浮而不沉，此时肾阳要往外泄，病人就要接近死亡了，这种脉象比较少有。但是，尺脉浮而有沉就比较常见，多为木气郁陷于下所致，此时容易发生遗精和泄利等木气于下行疏泄的疾病。左寸脉浮为吉象，心火旺盛则精力充沛。总的来说，脉浮是阳气占主导，阴阳都在外，可能为阳盛，亦可能为血虚。

用手指轻轻按脉后感觉不到跳动，随着手指力度的加重，脉跳动的感觉越来越清晰，当按到筋骨时，跳动最明显。认识了浮脉，自然也就能明白沉脉。沉脉是脉中阳气和阴血都在里的表现，主要原因是阴血占主导，亦分阴血盛或阳气虚两种情况。

阴血盛而阳气未必虚弱，只是因为阴沉之性强于阳浮之性，所以脉沉，此时能感受到脉沉而有力。阳气虚而阴血未必强盛，只是因为阳浮之性弱于阴沉之性，所以能感觉到脉沉而无力。

沉脉现于尺，多为吉象，但是过于沉弱则为肾阳虚。关部沉，多为中气虚弱，寒湿壅滞于中土。左寸沉为心火虚，即最为常见的阳虚。右寸脉沉，多有痰饮停滞于肺。众人以为右寸沉的原因是肺气虚，事实上并非都如此，肺气虚则金气不敛上火，火聚于上而炎肺金，肺脉常常浮大。痰饮为阴物性沉，若痰饮停滞于肺，就会抑制住肺中的阳气升发，所以脉沉。要判断是否气虚，还得看左寸心脉，心火凉降而化肺气，心火不足则肺气必然虚。不过，肺脉沉也真有可能为肺气虚。情况复杂而多变，所以只要抓住沉脉是阴血占主导，阴阳都在里，可能是阴盛，亦可能为阳虚。

浮脉和沉脉并不可以直接判断出阴阳强弱，只能判断阴阳在里还是在表，所以《四圣心源·浮沉》说："浮沉可以观表里，不可以定阴阳。"

脉之迟数

迟脉：一息三至，去来极慢。

数脉：一息六至，脉流薄疾。

一呼一吸是为一息。一息间脉正常要跳动几次呢？黄帝就曾经问过岐伯这个问题，岐伯是这样回答的："人一呼脉再动，一吸脉亦再动，呼吸定息脉五动，闰以太息，命曰平人。"人一呼气的时候脉动两下，一吸气的时候脉再动两下，在呼吸之间的时间脉又动一下合为五动，若出现深呼吸则一息六动。所以根据《黄帝内经》的记载，一息五至六动是正常的。但是后来医家几乎一致认为，一息应该是四至五动。他们得出的结论来源于生活实践，所以一息四至五动的准确性比较高。

迟脉是来去极慢，给人感觉脉跳起和下落过程非常慢。数脉是脉流薄疾，给人感觉脉跳动得非常快。而正常的脉象，不应该给人极慢或薄疾的感觉。医者呼吸长度不一，患者瘦胖高大不一，故以一息之脉动来判断脉的情况会产生比较大的偏差，所以诊脉时一定要带上感觉。

问个有点奇怪的问题，脉为什么会跳动？别急着往下看，这问题要是思考清楚了，二十四脉基本上就可以不用看了。看了小水牛的答案，你也许能明白，但那是属于我自己的思维，你自己并没有思考过，所以先冷静想想。

脉之所以会跳动，还是因为脉由阳气和阴血组成。跳动这个动作是由动和静两者共同完成的。只有静没有动，当然不会有跳动；但只有动没有静，也形成不了起伏的跳动。阳则性动，阴则性静，动静结合，所以脉象律动。阳气在脉中负责升，而阴血负责去收跳动的阳气而降，所以脉会呈现一起一落的律动感。

脉就好比是一碗正在烧的沸水，水泡正在不断冒出，再不断消失。首先必须要有火，开水才会冒泡。其次要有水，如果没有水，根本不会有冒泡这回事。烧水的火越大，水沸腾得越剧烈，冒泡也越多。而水若很多，火力并没那么猛，水沸腾的程度就没那么剧烈。脉的跳动道理与沸水相似。

迟脉是一息动三下，去来极慢，给人感觉就好像水正在缓慢地冒泡。什么情况下水沸腾的程度慢呢？无非就是火太弱或水太多。火弱则人为阳虚，阳气少则鼓动能力减弱。水多则人为阴盛，阴盛一般是指痰湿多，阴盛而显得阳虚，所以脉动缓。

黄元御说："迟则为寒，阴盛则寒。"他认为迟脉的原因是阴盛，这好像跟我们讲的不一样。之前反复说了阳为能量，阴是承载能量的物质。这个物质不只是实在的物质，还包括空间等一切没有实质的物质。这么说吧，我们如果把太阳在宇宙中去掉，那整个宇宙就会是全阴体，任何东西都是阴，包括物质和空间。而这个全阴体能承载能量，所以太阳光能在空间中传播，能量能够储存在物体里。

古人常说的阴盛不一定是在说阴血旺盛，恰恰常是说阴寒盛。有时候，一间屋子会给人阴森之感，不是因为里面有很多水，而是因为温度低，温度低的原因自然是能量低，所以阴寒实际上是缺少阳气。可是，明明是阳虚偏要说阴盛，对于这种逻辑我也不喜欢。所以小水牛认为可以逐渐废除这样的说法，没有必要引起思维的混乱。但在没废除之前，我们看到阴还是要分清楚到底是说阴血还是寒冷。

迟脉是阳气鼓动过少，原因集中在阳气虚和阴液盛，而要进一步确定原因还得综合其他脉象来看。

数脉是一息动六下，来去极快，给人感觉水正在剧烈地沸腾。

什么情况下水能剧烈地沸腾？火大和水少，故数脉的原因是阳盛和阴虚。这里的阴虚当然是指阴血、阴液虚，阴寒似乎也没有虚这个概念。

阳气鼓动过盛则脉数，阳盛则鼓动之力加剧，阴虚则鼓动之性相对加强。当水的量比较少时，水比较容易煮沸；而当火很大时，水也比较容易煮沸。无论阳盛还是阴虚都会表现出热象，所以黄元御说："数则为热。"

阳盛和阴虚的治疗方法是不一样的，一个是泻火，一个是滋阴。出现数脉不一定适合用大量的寒药，这就要回到圆运动来思考。如果脾胃湿寒，脾不升，胃不降，肺金之气不敛，相火上炎而右寸脉数，此时就不适合用大量寒药，应该温水寒燥土湿，使脾胃恢复枢纽之力，金降而火自能消。如果火象很明显，就略微加点黄连、芍药泻火。这种燥湿温水的泻火方法对于清上热之火非常管用。

脉之滑涩

滑脉：往来流利，替替然如珠之应指。

涩脉：往来难，如轻刀刮竹，如雨沾沙。

忘了说，上面这些脉象的描述均来自李时珍的《濒湖脉学》。小水牛主要是想借这些散发着古香的文字缓解大家的阅读疲劳。如果你读得太累了，请先休息一下，择日再战亦可。

滑脉和涩脉的特点抓住两个词"滑润"和"干涩"即可。脉象的润滑程度由什么决定？是阴血，血多则滑，血少则涩，跟气没有直接关系。所以滑脉和涩脉都只跟血有关系，至于气如何影响血，血的状况如何影响气，我们统统都可以先不管。

滑脉宛如一条滚滚河流，血足津多，给诊脉者一种润滑感。病人出现滑脉，多有水饮痰湿。水痰亦为津液，能润滑脉象，也可能是火旺蒸腾水湿于上而润脉。有孕之脉也常常为滑脉，这是因为母亲为了养育胎儿，体内气血都会增加，所以脉象滑而有力。但是，有一些怀孕的妇女并没有出现滑脉，这是因为气血不足所致。

涩脉宛如一条快要干枯的河流，血少津枯，给诊脉者一种干涩感。病人出现涩脉，皆因血虚或阴虚。妇女停经而现涩脉，绝非是怀孕，而是因为血虚干枯。

滑涩脉的核心是抓住血和津液的量，但是在临床分析时却不能只停留在血和津液。把到滑脉，首先要知道是阴盛，接下来得考虑为什么阴盛，是有痰湿？是热蒸腾阴液而滑？还是气虚而不化水？把到涩脉，得先知道是阴虚，接下来得考虑为什么阴虚，是火盛伤阴？是阴阳两虚的出血症？还是只是单纯的阴虚？

从一个脉象思考出一些问题，再沿着这些问题寻找别的线索，辨证的过程就是这样一步步地逼近疾病的根源。

脉之大小

大脉：指下大，来盛去衰。

小脉：指下小，细而微长。

《濒湖脉学》并没有论述大小脉，上面大脉的描述来自洪脉，小脉来自微脉。事实上，辨别大小脉根本就无须多言，脉管大则为大脉，脉管小则为小脉，如此而已。

《四圣心源·大小》有一句非常经典的话："小脉未可以扶阳，大脉未可以助阴，当因委而见源，穷其大小所由来也。"其中"穷其大小所由来"提示了我们学习脉象的正确方法——穷脉象之缘由。弄清楚脉象大小、沉浮的原因，基本上就找到了疾病的根源。这样在辨证论治的过程中能避开很多因素的干扰，思维会非常清晰。而如果不去分析脉象的成因，只是死记硬背地将脉象与常见疾病对应起来，临床辨证时不具备思维能力，遇到一些稍微复杂的脉象和疾病，医者就会不知所措，然后就只能记起什么方就开什么药。这样的医生着实令人害怕。小水牛反复强调思考脉象的重要性，就是希望大家能掌握正确的脉象学习方法，脉象的情况太多太复杂了，要我这头笨牛一一分析是不可能的。学会自己思考，"穷脉象之缘由"，那么学习脉象就会轻松很多。

决定脉大小的，毫无疑问是脉内气血含量，气血多则脉大，气血少则脉小。运动员和身体雄健的人，脉象常常大而有力，皆因气血充足；而体弱多病的人，脉象常常小而无力，皆因气血亏虚。所以，可以用脉的大小粗略判断一个人体质的好坏。

但在研究疾病时就没这么简单了。脉大并不一定气血都会多，只需要阴阳一方多就可以了。其中大家最熟悉的一种大脉是洪脉，洪脉粗大，搏动急而有力。洪脉是由盛阳充斥脉而成，所以脉象洪大的病多由阳气过旺所致，洪脉出现在哪个脉位，脉位对应的脏腑就阳盛。但是不是都应该用清热解毒的方法呢？脉象洪大的地方，阳盛而成火，但火产生的原因，除了火多而盛外，还有阳气不行，聚而成火。例如水寒土湿，木不升，金不降，而木中温气聚而成火，关尺洪大；金不敛相火炎而上，则寸关洪大。把到洪脉，别着急用黄连，要辨清楚洪大之脉在哪里，圆运动何种情况下会导致这个地方出现洪脉。

脉大也可能是盛阴填充脉而成，这一点属于小水牛思考脉象的收获。黄元御认为，脉大都是气的功劳，并没有谈到血。虽然阴性沉降，但是阴多也必定能使脉道充盈。体内有痰饮的病人，脉象常常大而滑迟，迟脉是阳气鼓动太少，有可能是阳虚，也可能是阴盛，而滑是阴盛。所以综合迟脉和滑脉，就可以知道病的原因是阴盛。由此可知，脉大也可能是阴盛。要分辨脉大是因为阳盛，还是阴盛的方法很简单，结合其他脉象便可。阳盛脉会浮，阳盛脉会数，所以脉大而浮数便为阳盛；阴盛脉会沉，阴盛脉会迟，所以脉大而沉迟便为阴盛。

把脉象分开来讲，就是为了将脉象合在一起思考做铺垫。单独一个脉象往往定不了阴阳，更加判断不出疾病的原因，所以常常需要几个脉象一起思考才能辨清楚症状。想测试自己诊脉水平的高低，就看诊脉时辨别出脉象的数量，数量越多水平越高。所以我们刚开始学习诊脉时，尽可能辨别出更多的脉象，不要担心诊脉时间太长，患者会怀疑你的水平。小水牛在把脉时常常会用 10 ~ 20 分钟，直到对方不耐烦。我很珍惜每一次诊脉的机会，因为每一次都是可以进步的机会。

小脉基本上都是虚证，常常是阴阳两虚，但并不一定要阴阳双补。例如心脉小，心为火脏，气多而血少，脉小虽阴阳两虚，但阳气伤得更为严重，故以补阳为主；肝脉小，肝主藏血，血多而气少，脉小虽阴阳两虚，但阴血伤得更为严重，故以补阴为主。因此，对于小脉要分清不同脏腑阴阳的偏重，也可以综合其他脉象来判断阴阳两者之间更为虚少的一方。

脉象相近，其脉理亦相似。很多医家把小脉分成阳虚的微脉和阴虚的细脉，这种分法是荒谬的。《濒湖脉学》曰："微为阳弱，细阴弱，细比于微略较粗。"意思是细脉虽然很小，但是比微脉稍微粗大一点。这样的表述会让人误以为这是两种截然不同的脉象，事实上并非如此。李时珍自己也说，尺部见微脉为精血虚弱，细脉也可为气衰。一开始说细脉为阴虚、缓脉为阳虚，后来却说细脉也有可能阳虚、缓脉也可能是阴虚，这着实令人讨厌。所以小水牛认为，类似混乱的表述可以被抛弃，真正的传承本就包括继承精华和摒弃糟粕嘛。

脉之长短

长脉：过于本位脉名长。

短脉：两头缩缩名为短。

判断长短脉的方法很直接，超过寸关尺三部的脉为长脉，长度不及三部为短脉。长短脉是整体的脉象，而影响脉象长度的主要是阳气。黄元御说："长则气治而短则气病。"阳升于木火，所以左脉象偏长；阴降于金水，所以右脉象偏短。

肾中的阳气温升为肝血，血升而为心火，在这个过程中阳气不断在升发，这个升发的过程对应左手脉象呈现出生意盎然的景象，所以肝脉沉滑而长，心脉浮滑而长。虽然黄元御把整体的长脉分成了肝长脉和心长脉，但在临床上会发现正常人整条左手脉象都是偏长的，这是阳气升发的缘故。上之火由肺金敛降而下收于膀胱，在这过程阳气不断在沉降，这个沉降的过程对应右手脉呈现出落叶归根的景象，所以肺脉浮涩而短，肾脉沉涩而短。虽然黄元御把整体的短脉分成了肺短脉和肾短脉，但是在临床上会发现正常人整条右手脉象都是偏短的，这是阳气沉降的缘故。

如果左脉短则为阳气升发不足，右脉长则为阴气收敛不足。可是左脉长却不一定是平脉，问题仍然出在阳气升发上。肝木在水温土湿的情况下升达于上为心火，如果水寒土湿，升意不遂，木气想升却升不上去，就会被迫往下走，造成左脉超过左尺而长。

　　这种左尺长的脉象很常见，因为土湿木郁之病经常发生。左关肝脉急切，就像一条弓弦，左手脉的长度明显超过了左尺，这就是典型的肝木郁陷不升而下行疏泄的脉象。此时郁陷的木气被湿土挡住去路，必然会攻击脾土，故腹中疼痛；而木越被郁就越想疏泄，往上不行就往下走，故会导致泄利。肝木不升还会导致胆木不降，胆木不降又会涉及相火收藏的问题。

　　基本上圆运动的一个地方出问题，就能引发很多症状。同理，只要能找出最核心的根源，一系列的症状就能一次性解决。小水牛会在整个"疾病根源篇"中跟大家分享寻找疾病根源的方法，请大家坚持住，未来的日子会比现在的理论学习要轻松和有趣，当然没有经历这段痛苦的时光，也没有机会品尝到快乐中最感动的味道。

脉之缓紧

　　缓脉：应指和缓，如温汤之缓。

　　紧脉：举如绳索，如寒冰之紧。

　　缓紧者，寒热之性也。

　　这里说的缓脉并不是缓慢的脉象，而是缓和之脉。按缓脉就好像按热水袋一样，诊脉者能感觉温泉般和缓。按紧脉就好像按冰条一样，诊脉者能感受到寒冰紧缩之象。《四圣心源·缓紧》曰："阳盛则缓，阴盛则紧，缓则生热，紧则生寒。"

　　缓脉对应着热象，紧脉对应着寒象。如果不能明白缓、紧脉的意思，请多摸摸温水和冰块。哪里出现缓脉哪里就有热，哪里出现紧脉哪里就有寒，无论外感还是内伤都如此。下面讲讲外感风寒最常见的两种脉象——浮缓脉和浮紧脉。

　　外感风寒疾病的根源都是体表营卫不和，营卫不和故气血停滞于外，所以外感病脉浮。伤风病是卫气被外风打败了，然后内郁营血，营中之温气郁而成热，所以脉缓，故伤风病脉象浮缓。营中的温气聚而成热，故人会有一些上火的症状，如喉咙红痛、咳嗽，此时舌尖红，脉浮缓而数。按照这一论所学，我们来解析下浮缓而数的脉象，浮是阴阳在表，以阳为主导，而缓是阳盛之脉，数是阳气鼓动过盛，综合来看就是阳盛阴衰。

曾经说过遇到阳盛别急着降火，得看阳盛是怎么产生的。阳盛若是火多而盛自然可以降火，但如果是阳气运行受阻而生火就不能清热。在伤风病中，这火是营中之温气在升散的过程中受到阻碍郁滞而成，此时若是用了清热的方法，损害了营中的温气，营气升散就更加困难。所以在外感伤风证有热象的情况下，仍然要用温热的桂枝，这是因为桂枝能使营气温升，温气不再郁陷，热象自然就消除了。我们平常所听到的风热感冒多是这种情况，多数医者看到热就会用大量寒药，这种做法无疑是错误的。

伤寒病是营血被外寒打败，营中的温气受损，卫气遇寒而收敛之力增强致内郁营气。伤风和伤寒都是卫气内郁营血，只不过伤风是卫弱营强，伤寒是卫强营弱而已。营中的温气受损，则体表阳虚而寒，所以脉浮紧。在这里，小水牛要重点强调一下，人之所以寒是因为阳虚，而非外寒成邪进入人体。好多医家（包括古代的医家）在治疗外感风寒时总会说用麻黄汤可以发散寒邪，大家理所当然地认为寒邪会侵犯人体并停在体表，所以要发散风寒。试想下，寒邪怎么能在37.5℃的人体稳定存在？更何况人感受风寒时，温度还可能变成38℃以上，体表有寒邪温度反而越高，这根本就没有道理。感受风寒时，人恶寒是因为阳虚，而不是体表有寒邪。这个问题对于治疗风寒证没多大影响，但影响思维的科学性，也影响了《伤寒论》的研究方向，所以不得不重视。

脉之石芤

石脉：按之坚硬如石者。

芤脉：中空外实，状如慈葱。

石脉是阳虚之脉，芤脉是阴虚之脉。

石脉按起来像坚硬的石头，也可以说按起来像坚硬的冰块。所以石脉常常与紧脉在一起，皆为阳虚寒盛之脉象。阴血缺少阳气的温暖而寒凝沉结，所以阳虚脉才会摸起来像石头一样。肾脉最容易出现石脉，当上之阳气不降于水中，肾脉则石。肾中的阳气是一身阳气之源，肾中的阳气要是全无，阳根则断，等到耗光最后的中气，人就会死。所以肾脉虽常为沉石，但要有柔缓之性，此缓为肾中之阳性。《老子》曰："柔弱者，生之徒。坚强者，死之徒。"在何位出现石脉，对应的脏则阳虚而寒。至于要补阳还是调整圆运动视情况而定。

芤是葱的别名，之所以名为芤脉，就是因为按芤脉时的感觉就跟按葱管一样。按葱管是什么感觉呢？再华丽的文字也没办法把切身的体验描述得一清二楚，去弄根葱回来，按一按体会下什么感觉，再对着下面的文字看，你会格外有印象。

葱管是中间空两旁有葱叶，初摸起来好像挺饱满，稍微一用力按就能感觉到中间是空壳。而芤脉就是这种感觉，总结为脉浮大柔软而中空。怎么造成这样的脉象呢？血虚而阳气外浮。血体为实，气体为虚，血虚则脉空，气浮而脉浮大柔软。心脉最易出现芤脉，当下之阴水不升火中，则心脉芤。心虽为火脏，但亦含有阴血，心血又称"离阴"，是人一身之阴根。

芤脉还出现在突然大出血的病人身上，血出则中虚，阳气浮空而为芤。治疗大出血的病人首先要补血，但却不能只补血。因为人体的血是阴阳混合体，血脱则血中的温气也随之而出，所以补血的时候还要补阳气。芤脉是出现在突然失精亡血的病人身上，而长期血虚的病人会出现革脉。革脉也是中间空两边实，但是摸起来不再有葱管的柔软感觉，摸起来会像鼓皮一样死板。这是因为长期血虚会导致阳气衰减，因为阳气要有血承载才生长，而阳气少则不能使脉软缓，所以脉象变坚硬。

分清楚芤脉和革脉，对于治疗女生经后腹痛有一定帮助。很多女生因为经后血虚，肝木失荣，枯燥生风冲击脾土而腹痛。所以治疗的时候多用补血柔肝而达木的方法。小水牛在后面还会详细介绍经痛的问题。要缓解经痛还是比较容易的，但是经痛会反复，这一次痛治好了，下个月可能还会痛。这时芤脉和革脉就能帮助我们分清患者是因为这一次月经而血虚，还是长期血虚。如果是芤脉，则说明患者是这一次月经出血过多，要考虑出血过多的原因，是有热还是木郁而化风。如果是革脉，则说明患者是长期血虚，治疗的时候就不能以腹疼痛停止为病愈标准，否则下个月病人还会经痛，因为血虚的问题没有得到根本性解决。

脉之促结

促脉：来去数，时一止复来。

结脉：来去缓，时一止复来。

促脉和结脉有一个共同点——时一止复来。那么什么是"时一止复来"呢？

脉持续跳动的时候会突然停止跳动一下，随即又跳动起来。这就奇怪了，脉为什么会突然停止跳动一下呢？因为脉的跳动需要阳气之动和阴血之静相互协作，而在脉停止跳动的那一瞬间是一种无脉的状态。无脉的原因有阴阳欲亡、阴血欲亡和阳气欲亡，后两者分别是导致促脉和结脉的原因。

促脉跳动数快，在快速跳动的过程中会突然停止一下，然后继续跳动。《濒湖脉学》曰："促脉为阳极欲亡阴。"阳极盛所以脉动数快，阴血欲亡则脉能动而不能静，只动不静则无法跳动，所以会出现脉象停止跳动的情况。阴欲亡导致阳气郁迫不通而成促脉，故出现促脉要泻火存阴。

结脉跳动迟慢，在缓慢跳动的过程中也会突然停止一下，然后再跳动。《濒湖脉学》曰："独阴偏盛欲亡阳。"阴盛凝结所以脉迟缓，阳气欲亡则脉能静而不能动，只静不动亦无法跳动，所以会出现脉象停止跳动的情况。阳欲亡导致阴气凝涩不化而成结脉，故出现结脉要补阳通郁。

黄元御认为，促脉和结脉是独阳脉和独阴脉，脉动停止的原因是阴气或阳气郁阻。促脉和结脉停止跳动的原因，与阴阳两虚导致脉断断续续的代脉是不一样的。显然李时珍在这个问题上的观点好过黄老师的，因为李老师不仅看到了实也看到了虚，考虑得更加全面。

小水牛，你刚刚才抨击了《濒湖脉学》把小脉分为细脉和微脉的做法是荒谬的，现在却又大力支持李时珍，你是中医的"墙头草"吗？

在中医发展略微停滞的今天，要做到取其精华弃其糟粕，怎么能因为一点错误就全盘否定一个人呢。李老师的一生几乎都在研究整理药物的各方面知识，他在当时落后的交通条件下走遍大江南北，花了40年才完成对《本草纲目》的编写。试问小水牛何敢对如此伟大的人不敬？我相信李时珍不会因为我对他一些理论的质疑而生气，因为他知道质疑最终能令中医更进一步，而让中医前进正是他为之奋斗一辈子的梦想。我也希望，如果大家认为小水牛的言论不妥，欢迎前来质疑和赐教哦。

脉之弦牢

弦脉：端直以长，如张弓弦。

牢脉：似沉似伏，实大而长，微弦。

弦脉应该是二十四脉中最有特点的一个脉象，也是最被人熟悉的一种脉象。弦脉之所以称为弦，是因为按弦脉就好像按琴弦一样。如果家里有吉他的朋友，不妨从一弦按到六弦，反复体会按弦时的感觉，按吉他弦的感觉跟按弦脉几乎是一样的，而且弦脉也会像吉他弦一样有粗细之分。

紧脉是指脉象如绳索一样紧缩，主阳虚寒证。弦脉是指脉象如弦一样紧张，那这两种脉象有没有关系啊？

我们说过脉象相近，其脉理亦相似，之前为避免混乱才把细脉和微脉都归为小脉。弦脉与紧脉一样是向内收敛的脉象，所以导致弦脉的根本原因也是阳虚实寒。而之所以会把弦脉和紧脉分开来，是因为弦脉跟肝木有着非常密切的关系。

肾中的温阳升而为木气，木气因脾阳而上达，所以水土温和，肝木发荣，木静而风恬。肝木的血是由肾水上升而来，而血中的温气来自肾阳。肾中水多而阳少，故由肾阳升化的肝阳非常稚弱，所以常人肝脉会呈现阳虚阴盛的沉弦脉。健康的人水不寒土不湿，肝阳虽弱但能升发向上为心火，所以平肝脉沉弦中带有上浮的和缓之性。

木气本身就非常稚弱，当水寒土湿时，就会郁陷不升。这时肝脉的弦象会比较明显，而弦并不是因为肝木寒，而是因为肾水寒和脾土寒。之前可能把脉分得过细了，让大家一直沉思在脉血和脉气中，但是脉的重点要集中在整体圆运动当中。我现在担心的是，大家可能会忘了圆运动脉法，而只记住了阳气升浮、阴血沉降。如果真的是这样，请大家回到"圆运动脉法论"，那里才是脉法的核心。弦脉就需要回到圆运动中思考，水寒土湿而导致左脉之气阴盛阳虚，所以左脉紧缩而弦。但此时肝并非一定是寒象，有些医者根据临床症状认为弦脉可能是肝火旺盛的脉象，一下子寒，一下又不寒，这也太乱了吧？

这样看似凌乱的理论，只是因为我们自己思维混乱而已。先让自己冷静下来，一切并没有想象中那么糟糕。

肾水如果寒冷，说明肾中的阳气不足，肾阳不足而生气不足，原本木气就很稚弱，现在生气不足，木气就更弱。木气的升达需要脾中阳气的帮助，如果脾阳衰而土湿，脾阳不仅不能助木气上达，脾中的湿气还会阻碍木气升发。所以水寒土湿会导致木气郁陷不升，从而导致整体阳衰，表现为紧弦脉。木气虽然虚弱，但是一旦发生郁陷，木中的温气在郁陷的空间里就会聚拢而化热，此时脉因木气之热而成弦而急数。所以有时候会发现左关脉弦而有力，一派肝火旺盛的景象。一见到数而有力的脉象，一些医者就毫不犹豫地清肝火、平肝阳。可是你们知道这火是怎么来的吗？连消防员在救火时都会先考虑导致火灾的原因，你们可好，见火就灭，难道就不怕当肝火被浇灭时，生命之火也随之而熄？

弦之为热，是因为木气太过郁而成火；弦之不为热，是因为木气不及；弦还为饮，是因为木气不能疏泄水分；弦也为痛，是因为郁陷的木气冲击脏腑经络。而这一切皆因水寒土湿，导致木气郁陷不升。

牢脉沉而微弦，是沉脉的一种脉象。牢脉与弦脉的区别就在于其脉象更加沉，而沉是阴阳在里的表现，弦脉是阳虚导致，故牢脉之寒比弦脉还要强。

脉之濡弱

濡脉：极软而浮细，轻手可得，按之无有。

弱脉：极软而沉细，按之乃得，举之无有。

濡脉的脉象极软浮细，摸起来就像水中的布一样，轻轻按的时候，指下能感觉到脉动，用力按时，什么感觉也没有。

弱脉的脉象极软沉细，用力按的时候才有感觉，轻按时感觉不到脉动。

濡脉和弱脉都为脉细而软，一派毫无生气的景象。只有阳气、阴血皆虚少，脉才会细小软弱无力。濡脉和弱脉都是正气衰极，气血大伤所致，那濡、弱脉有什么区别呢？

濡脉是轻手可得的浮脉，弱脉是重手才得的沉脉。我们说过，浮脉是阴阳在表，阳占主动所致；沉脉是阴阳在里，阴占主动所致。阴阳皆虚，为什么会有浮沉之分呢？

这就涉及阴阳对立、相互制约的问题。好比拔河，阳往外拉，阴往里扯，正常情况下50个阴和50个阳刚好打成平手，所以常脉不沉也不浮。而如果60个阳和40个阴拔河，阳胜则脉浮，同理阴胜则脉沉。阴阳两虚的情况下，如果阴阳的数目一样，例如都为10，脉仍不浮不沉，但是鼓动之力会小于平常。如果阳为10，阴为8，阳则强于阴，故脉浮；同理，阴强于阳则脉沉。故濡脉是阴阳两虚，但是阳气比阴血略多，所以脉浮。弱脉是阴阳两虚，但是阴血比阳气多一点，所以脉沉。

无论濡脉还是弱脉，都是正气衰极的脉象，在治疗时务必先保护中气。中气若一败，回天乏术。

脉之散伏

散脉：大而散，有表无里，涣散不收。

伏脉：重按着骨，指下裁动，脉行筋下。

散脉是浮散虚大，脉在无序跳动，时而快时而慢。

伏脉要重按到骨头才感觉得到脉跳动，比沉脉还要往里。

阳性升发，但是人体阳气最多的心脉也是浮而不散，这有赖于胃降金收。散脉是浮到极点，呈现一种树倒猢狲散的景象。所以黄元御说："散者，气泄而不藏也。"出现散脉时，阳气正在往外泄。如果散脉出现在寸脉，是心阳在往外泄，此时要重用收敛之药，降胃气敛肺金，使心阳收藏于下。如果是尺脉出现了散脉，是肾阳正在往外泄，命不久矣。

阴性沉降，但是人体阴气最多的肾脉也是沉而不伏，这有赖于脾升木达。伏脉是沉到极点，呈现一种萎靡不振的景象。所以黄元御又说："伏者，气郁而不发也。"沉脉是阴阳都聚在里，可能是阳虚，也可能是阴盛。而伏脉只不过比沉脉更为深入罢了，所以伏脉的原因也是阳虚和阴盛。阳虚导致气无力而不发，阴盛导致内有积聚而气郁，这两个原因都会导致脉伏而不发。

脉之动代

动脉：动乃数脉见于关，上下无头尾，如豆大，厥厥动摇。

代脉：动而中止，不能自还，因而复动。

动脉是指上升之气和下降之气在关部相撞，郁滞相搏，所以会像豆一样大。关部主中气，中气是阴阳升降的枢纽，阴水随脾阳而上升，阳火随胃阴而下降。如中气衰亡，阴阳二气就会郁在关部，相搏而动。阴阳相搏最终能分出胜负，若上升之气强于下降之气，则阳携带阴液而出为汗；若下降之气强于上升之气，则阴中内郁阳气而成热。

代脉是指脉在跳动的过程中突然停止，不能立刻恢复跳动，要停顿一段时间。代脉与结脉和促脉一样都是脉动会停止，但是结脉和促脉停止后能马上恢复跳动。我们说过脉象的跳动需要阳气之动和阴气之静相互协调，结脉是阴极盛阳欲亡，促脉是阳极盛阴欲亡，而代脉是阴阳皆欲亡。

不管是什么脉象，只要脉在跳动的过程中会停止就都为危脉。古人能够通过脉停止的次数来推测患者的死亡时间。如果脉动 40 下停一下，患者剩下 4 年寿命；脉动 30 下停一下，患者剩下 3 年寿命；脉动 20 下停一下，患者只有 2 年寿命；脉动 10 下停一下，患者只有 1 年寿命。当然这是古代的医家通过临床总结而来的，未必十分准确，但也能提示我们脉象跳动在一定时间内停止次数越多，患者越接近死亡。

小水牛曾经在一位胃癌晚期的患者身上把出代脉，大约是 40 下停一下。当感受到脉象停止的那一刻，我觉得整个世界都是黑暗的，心里难受至极。但我还是忍着难过对他说："没事，一切都挺好的。"

小结　从理论走向临床——从拒绝背书开始学中医

　　经过了理论的学习，大家也许都已经不再畏惧阴阳、五行这些原本认为玄乎的知识，而且还有可能对中医的整个框架有一定的理解了。我觉得各位现在可以放松下紧张的学习心情，开心地笑一笑，总结一下这段时间的收获，然后给自己一个大大的奖赏。接下来，小水牛将把前面的中医理论带入到各种疾病中去，努力让大家能学以致用，在今后的临床和生活中能真正用到中医知识。如果之前的理论知识你全都弄明白了，后面的学习会像郊游一样轻松有趣。如果你仍然感觉身陷囹圄、头晕难受，我建议放弃吧，又不是非要学中医不可，这世界还有很多有趣的东西可以学。如果你一心坚持不学会不罢休，请联系我，小水牛必竭尽所能帮助你走出困境。（请在新浪微博 @ 小水牛 –Tiseason 与我取得联系，小水牛免费为大家服务，如果硬要给酬劳，我也是不会拒绝的，哈哈。）

　　在讲"疾病根源篇"前我想再啰唆一件事情，那就是请大家不要再用背书的方法来学习中医了。之前也表达过对背书的厌恶，今天我想更彻底地表明反抗背书的态度。这一个观点原本想在前言就说了，害怕大家一开始就讨厌我，所以就给忍住了。之所以会在这个时候爆发出我的愤怒，是因为昨天看到一条某个知名中医协会的招聘信息。这条招聘信息大概是这样写的："为了复兴中医文化，现招聘……要求能熟练背诵《黄帝内经》《伤寒论》和《温病条辨》。"

　　看完之后我是愤怒夹杂着难过，发现我竟连一本都背不全。小水牛百思不得其解，难道会背这几本书就有能力复兴中医吗？一台普通电脑就能轻松装下包括这三本在内的所有中医经典，如果记忆真的有用，那流传了两千多年的中医早随着电脑的普及复兴起来了，但这有发生吗？

　　不可否认，背诵经典已逐渐成为学习中医的一股热潮。想通过这种方法让大家重视经典，对于中医来说原本是一件好事，但是方法错了，一切都适得其反。背诵看上去是一种最简单、最容易普及的学习方法，但是它会磨灭掉大部分人对中医的学习热情。通过之前的学习，大家也应该知道中医贵在思考，只要把道理思考清楚，知识自然就能烙印在心里。如果啥也没弄清楚，背诵《黄帝内经》《伤寒论》这些书会跟背《诗经》一样感觉枯燥难懂。原本满怀热情，以为只要背好《黄帝内经》就能成为一个好医生，然而背一次忘一次，就算记住了好像也没什么用处，经过一番折腾，怎么还能对中医保持好感呀？

中医的基本知识原本就很多，临床上的疾病更是千变万化，学习这样庞大的学科，最不应该采取的方法就是背书。我认为，很多人之所以耐得住性子去背诵这么枯燥难懂的内容，是因为他们别无选择，大家都在提倡背诵经典，也没有人告诉他们更好的学习方法。小水牛不才，坚决拥护以"思考"取代"背书"。当然，在学习中医的过程中，也不能完全抛弃背诵，有一些基础知识和经典方该记也得记，但是绝不能本末倒置，不加思考地背诵。

在治疗气血不通畅的疾病时，优秀的医生首先会去除阻碍物，然后再行气通血。如今停滞不前的中医就好像一条气血不流畅的血管，不要急着去寻找方法行气通血，得先把阻碍气血通行的"菀陈"消灭掉才行。而背书学习法正是需要被消灭的阻碍物之一，不要再犹豫了，大刀一挥，停止背书吧。

自古以来，像黄元御、李东垣、朱丹溪等这些中医大家从不鼓励自己的学生背书，因为他们深刻地明白，中医是依附着中国传统哲学思维而生的，他们也知道只有凭借哲理性的思考才能领悟到中医的精髓。现在越来越多的人倡导背诵经典，是因为大家习惯了去记忆别人的知识。我们习惯去套取和模仿他们的方法，而在尝到"山寨"的甜头后便开始厌倦独立思考，最终丧失了思考的能力。从一定程度上来说，背诵经典其实就是一种厌倦思考，一心只想着套取他人知识的山寨做法。

中国之所以是四大文明古国中唯一延续至今的国家，并不是因为领土和民族血统保持不变，而是因为中国一直保留着特有的传统哲学文化。中华整个民族从古至今都在以哲理的眼光去观察这个世界，但如今我们的思想受到了追求实效性的西方思维的冲击。两度获诺贝尔文学奖提名的国学大师林语堂曾说："四千年专重效能的生活能毁灭任何一个民族。"小水牛不明白，为什么我们要抛弃令中华民族能在四千年的风雨中屹立不倒的文化，而一味去接受那只存在了短短时光而又注定能让任何一个民族毁灭的异国文化呢？

西方国家已经开始注意到自己文化的局限性，所以近年来西方刮起了学习东方文化的热潮。我们可好，有些人仍然一味地崇洋媚外，恐怕到头来芝麻还没捡到，西瓜先被抢走了。到那时，我们是不是要低下头到别人那里学回原本属于我们自己的文化呢？

从背书一下子跨越到民族文化似乎有点夸张，但大家想想连属于我们自己的中医都是用西方追求实效性的学习方法来研究，在其他领域里怎么可能还会有中华子孙的立足之地呀？

疾病根源篇

第十五论　论中气之治——吃好喝好身体好

"医法中乖，贵阴贱阳，反经背道，轻则饮药而病加，重乃逢医而人废。"这是黄老在《四圣心源》里开始讲疾病的时候说的话，他认为"贵阴贱阳"是离经叛道的行为。当他老人家在说一些医者常常助阴败阳时，文字里总会透出一股强烈的愤怒。

"天地为万物父母。天大也为阳，而运于地之外；地居天之中为阴，天之大气举之。日实也，亦属阳，而运于月之外；月缺也，属阴，禀日之光以为明者也。"这是朱丹溪《格致余论》中的内容。朱老师认为，人是天地所生，天地阳盛阴缺，故人阳常有余而阴常不足，并主张滋阴降火。

两位大师都是中医历史上举足轻重的人物，一位是乾隆特招入宫"妙悟岐黄"的神医，一位是金元四大家之一、"滋阴派"的创始人。这下可好，两位中医界的大神，其核心理论竟然是截然相反的，而他们的医术却都是那样的高超，这该如何解释？

小水牛原本以为可以不介入"补火派"和"滋阴派"的斗争中，现在发现逃不掉了。可是，我好像又没能力解决这个历史遗留的大纷争，怎么办呢？没事，遇到问题别急，先吃饱喝足了再说。

商人喜欢在饭桌上谈生意、签合同，朋友常常利用聚餐来缓解彼此的压力，恋人通过一顿美味的烛光晚餐能增进感情。吃饭成了中国人解决问题惯用，而且效果显著的方法。那如此激烈的中医阴阳之争能不能通过一顿饭来平息呢？我想是可以的，而且只需要一碗米饭。

小水牛不才，认为中医的核心不应该放在讨论阴阳两者孰重孰轻上，而应该放在吃饭上。人与自然最大的区别在于太阳的有无：自然界中有太阳，可是人体内没有。人不但没有太阳，而且也不能像植物一样直接利用太阳能。可是人的一切活动都需要消耗能量，所以只能通过吃饭来摄取能量。

食物和水进入人体后被消化为谷气和谷精，谷气和谷精会被运化成气和血，气血滋养全身，人就不会有疾病。"民以食为天"这句话如果用中医的理论分析，那就是食物和水为人带来了阴和阳。

小水牛觉得，"滋阴派"和"补火派"包括现在很多中医都忽略了吃饭能为人带来阴阳这个常识。在治疗虚证时，无论是阳虚还是阴虚，都应该先把脾胃调理好，让平时所摄入的谷物和水来补充人体的阴阳。特别是久虚之人，必须要先恢复脾胃的运化能力，不然铁定会成为药罐子。

早在 7000 年前，水稻就开始被人类当成主粮，经过漫长岁月的磨合，水稻成为人类最适宜食用的食物。水稻通过漫长时间得到的认可是其他食物所没有的，所以当有人问我，什么中药对人体最有好处时，我总会毫不犹豫地说："米饭。"

没有任何一种中药的价值能比得上一碗香喷喷的米饭。观察下身边的人，就不难发现，那些平时胃口好、吃饭香的人大多身体强壮，而饮食没有规律、挑食的人大多体弱多病。所以天天抱着维生素、人参、灵芝当饭吃的人，请你们不要再执迷不悟了，你们在一条名为"养生"的路上，加快了离去的步伐。

而讨论到底阳易虚还是阴易虚的中医们，也可以停止讨论了。只要先管好病人的脾胃，让病人吃得好，喝得好，阴阳之虚的问题自然能迎刃而解，又何必为了无谓的争吵伤了和气呢？

"中气旺则胃降而善纳，脾升而善磨。"中气的盛衰影响着脾胃的功能，进而影响后天生化之力。而这么重要的中气最畏惧湿气，黄元御说："湿则中气不运，升降反作，清阳下陷，浊阴上逆。"中土容易湿气过盛，历来许多大师们对此都深信不疑。治疗脾胃的名方，也多以培土燥湿为主，如四君子汤、理中丸还有接下来会讲的黄芽汤。

不过虽然大家都认为中土易湿，可是这也可能是像亚里士多德两个不同重量的铁球不会同时落地那样的歪理。所以我们有必要自己思考下"土易湿"这个问题。

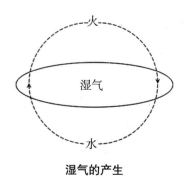

湿气的产生

上图显示了湿气的形成过程，下之水得到上之火则蒸发上行，水行到中土而成湿气。若位于下的水虚，形成的湿气不足，则脾土伤燥；位于上的火虚，则湿气无力上蒸，停滞于中而土伤湿。所以土可能病湿，也可能病燥，但临床上却以病湿最为常见，这其中的原因要从脾阳运化食物说起。

食物和水进入胃中，得靠脾阳磨化，才变成谷精和谷气。充满能量的谷气助养脾阳则阳不衰，承载能量的谷精补充胃阴而阴不虚。所以当脾阳旺盛时，人通过饮食就能使得阴阳平和而无病。而当脾阳衰败时，食物和水会囤积在胃中，不化为谷气和谷精，中土阳不升、阴不降，百病皆起。

人的中气原本阴阳平和，但因吃五谷杂粮、纵欲过度、心情变化等因素很难一直保持中和，那中气容易阳虚还是阴虚呢？

当脾阳稍微偏盛时，食物进入人体后，脾阳磨化能力加强，同样的食物会变成更多谷气和谷精，谷精和水能够立刻补充胃阴，而增加的谷气因其阳性升于上而不添热。所以通过吃饭和喝水，就能解决中土阳稍微偏盛的问题。换句话说，中土的脾阳才刚刚略微偏盛，食物和水一进入人体，阳偏盛的局面马上得以中和。所以内伤病，中土阳盛阴虚发展不起来，当然不吃饭、不喝水的人除外。

当胃阴稍微偏盛时，食物进入人体后，脾阳磨化能力减弱，同样的食物变成较少的谷气和谷精，谷气助升的脾阳变少，脾阳会越来越虚。而脾阳一虚，肾之水上行到中土就会减慢上蒸的速度，阴湿之气越来越盛，中土阴盛阳虚的局面就会越发严重。

综合上面的分析可知，凡得病的人脾阳十有八九是衰败的，土中之湿气也大多过盛。所以黄老说："十人之中，湿居八九而不止也。"

脾胃是圆运动的枢纽，如果脾胃之中气衰败，中枢功能失常，会导致整个圆运动出问题。此时心火不降而上炎为热病；肺气右滞而为气病；肾水得不到心火而为寒病；肝血左瘀而为血病。

脾胃出问题即影响食物运化，也影响整个圆运动，所以"医家之药，首在中气"。而脾阳易衰，中土易湿，故治疗中气经常会用泻水补火、扶阳抑阴的方法。

黄芽汤

人参三钱　　甘草（炙）二钱　　茯苓二钱　　干姜二钱

煎大半杯，温服。

人参、干姜，补火助脾阳；甘草、茯苓，培土燥湿。全方补阳燥湿，令中气轮转，清阳复位。

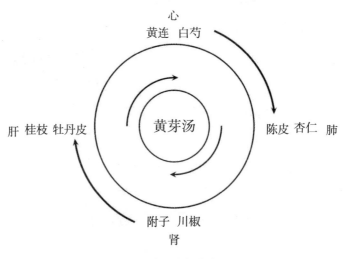

心
黄连 白芍

肝 桂枝 牡丹皮　　黄芽汤　　陈皮 杏仁 肺

附子 川椒
肾

圆运动治病根本方

黄芽汤位居黄老所有方之首，几乎所有疾病的治疗都以这方为基础。这是因为中土是圆运动的核心，只要中土轮转，上之心火能降，右之肺金能降，下之肾水能温，左之肝木能升，圆运动和谐则无病。

黄芽汤能令脾胃运转起来，进而带动整个圆运动的运动，此时治疗四象的病证就会简单得多。若心火因为圆运动的停滞而上炎，人便会心悸烦乱，则加黄连和白芍清心火；若肺气右滞不降，人呼吸痞闷不通，则加陈皮、杏仁理气通滞；若肾水下寒，遗精泄利，则加附子、川椒；若肝血左郁，凝涩不行而血瘀，则加桂枝、牡丹皮以舒肝。四象的疾病众多，所以会有专方来对症，但基本上都离不开这个思路。只要我们弄明白圆运动的根本方，就已经掌握了治病的整体框架，以后只要不断充实这个框架，就将有能力对付各种疾病，我们离成为一名优秀的医生的梦想越来越近了。

圆运动治病的思维是：先将中枢脾胃治理好，再调四象，令整个圆运动正常运行。通过吃饭、喝水来给人体带来气和血，只要圆运动正常，气血、阴阳则能相互协调转换，疾病自然就会消失。所以只要吃好、喝好，身体就会好。

阴阳之争到此似乎已然没有什么意义了，事实上黄老嘴里总说阳贵阴贱，遇到心火上炎也会果断清心泻火。而滋阴派的中医在用清热滋阴的药物时，也时常会用温热药保护脾胃。所以这两派并没有想象中那么偏激，而他们的最终目的也都是在追求阴阳平和。

小水牛想起一句话："天才总会因为胸蕴太多独特见解，对事物具有太深的情感，因此不被常人所理解。"到底是我们误解了他们，还是他们误导了我们，也许只有当我们达到他们那样的高度时，才能知道了。

第十六论　阴虚阳虚根源论——做一个没有病人的医生

初看标题，"做一个没有病人的医生"，听起来很疯狂，可是没有病人，做医生又有什么意义啊？我们这么努力学习中医，先不敢谈未来要精诚济世的宏大理想，起码是想靠着医治病人来解决自身的温饱问题。要是做了一个没有病人的医生，哪来的诊金？哪来的温饱？哪来的未来啊？

停！停！停！就知道一涉及影响温饱的话题，大家就会惴惴不安。虽然小水牛说话总有点语不惊人死不休的意思，但却一直讨厌用矫揉造作的文字来哗众取宠。所以请大家放心，小水牛绝不是要做影响大家就业这样愚蠢而不切实际的事情。

医生的工作本质就是医治病人，这是永远都不会改变的。说出来不怕大家笑话，刚开始学习中医时，小水牛学的每一个方面的内容都是直奔救死扶伤去的，跟救人治病无关的任何东西统统都不学。后来意识到，如果学习时目的性太强会错过很多有趣的知识，所以才逐渐没有那么偏激，学的知识面也才开始拓宽一些。但在学习疾病根源时，一心只想着治病的心态至今仍没有一点改变。

一外、二内、三根、四除

学习"疾病根源篇"就是为了以后在临床上能够解决相同或类似的疾病，如今天学懂了阳虚的根源，在今后的生活中要是辨证出了病人是阳虚病，那我们自然就有能力治好这个病。在学习各类疾病根源时，一心想着未来要是遇到这种病的患者该怎么去分辨、思考、处理，当我们以后真正面对疾病时，就能做到胸有成竹和应变自如。所以大家不妨把分析疾病根源当成是一次模拟的治病，在学习时，"做一个没有病人的医生"。具体的做法可以分为以下四个步骤：一外，二内，三根，四除。

"一外"：毫无疑问，尽可能详细了解病人的痛苦、感受等外在症状，是医生治病首先要做的事情。我们得先知道病人哪里不舒服，才有头绪往下工作。所以有时候着急的病人很容易让医生为难，问你哪里不舒服，半天回答不上来，你不告诉我哪里有问题，我该如何给你治？

通过望、闻、问三诊收集到病人恶心、乏力、食欲不振等外在的症状，进而把这些症状综合起来放进脑海里，经过初步思考可以得到一个预测性的结果。

比如我们收集到的症状就是恶心、乏力、食欲不振，这些症状提示病人脾胃虚弱。那我们可以初步怀疑病人是中气虚，然后以这个结果去切入后面的诊断中。如果发现脉象和舌象的情况都验证了中气虚这个结果，那一切就好办了，按照上一论刚讲的内容去分析、治疗就可以了。如果发现脉象、舌象并没有中气虚的迹象，那就说明我们可能漏了一些重要的症状，就得回过头来再多问病人一些情况。

"一外"是了解病人对身体主观感觉的过程，也是我们收集"情报"来对抗疾病最重要的一个过程。所以相对应的，在学习疾病根源时，我们首先要知道疾病会有一些什么症状，这些症状有什么特点。古代的医书基本上就不怎么记载疾病的症状，这是因为这方面的内容是最浅显易知的，医家会把精力用在更为重要的分析疾病根源上。所以我们有必要在遇到一个疾病名称时，去用心了解这个疾病有什么症状。

像咳嗽病、吐血病、便坚病、经痛病、腹痛病，名字不正是其临床主要症状吗？我们还没学中医就基本上知道了各类病的症状啦，根本不需要你这样大费周章地提醒。如果大家都是这样想的，那大家可能得马上回去补习了，补好回来告诉小水牛，奔豚病有什么症状？瘕疝是一种什么病？淋沥又是怎么回事？

"二内"：掌握了外在症状后，通常医生就会使出四诊中最具有中医特色的一招——切脉。切脉的首要目的是了解病人身体内圆运动出现的异常状况。若切脉之术尚未练成的朋友，可习舌诊、手诊以辅之。反正不管用什么方法，就是要知道病人此时体内六气圆运动的情况。掌握了病人内在六气情况之后，可回过头去衡量病人说的外在症状的重要性，以内在情况为主线再进行问诊，以挖掘更多有用的信息。

比如通过切脉知道病人左关肝脉弦数异常，能够判断病人是肝气郁结不升。肝气郁结最常伴随易怒、头晕目眩，所以这个时候就可以问问患者最近会不会无缘无故的发火、头晕。

"对！对！没错，非常容易发火，而且一生气就更加不舒服"，如果病人给出这样肯定的答案，那我们就可以先排除一些多余的信息干扰，一心专注于肝气郁结的问题。

"好像会，又好像不会生气，头也好像不晕"，要是病人的答案是这样模糊不定，那我们就得怀疑自己的判断，重新进行切脉。当我们的推论被病人否定时，心里会出现一定的压力，觉得自己的能力可能正在遭受到病人的质疑。出现心理波动，势必会影响切诊的准确性和治疗过程的和谐，所以有的医生干脆就不给别人质疑自己的机会，一切从简，诊完脉就立刻书写药方，然后药方一递，拜拜。可是，越是优秀的人越不怕质疑，小水牛虽然不才，但胜在脸皮厚，每当自己的判断出问题时，我会扬起嘴角略作调整，再一次沉下心切诊。

"二内"这过程能让我们知道病人身体内在气血的情况，也能不断训练我们切诊的能力和心理素质，故有着非常重要的意义。而与之相对应的，平时学习时得弄明白各种疾病所对应的圆运动状态。每学一个病症时，就想象自己正在为一个得了相同病的患者诊病，在脑海中想，此时我们应该会把到什么脉象，此时看到的舌象应该是怎么样的。这样做的好处是以后在临床上切到相同脉象时，我们能快速、准确地判断出是何种疾病，所以别觉得当一个没有病人的医生会很傻，不尝试下这么有用的学习方法才是真正的傻子呀。

"三根"：我们根据"一外""二内"这两个过程得到的诊断结论，进行追根溯源，就能寻找出疾病的根源。在临床上一遇到疾病，就花大量时间来分析其根源所在是不切实际的，所以"三根"所需的知识基本上都得靠平时学习来积累。分析各种疾病的根源，正是我们要在"疾病根源篇"里完成的主要任务。

学习了这么多的理论知识，我们应该能知道治疗疾病不能只依靠症状，无论是外在症状还是内在症状，还要去思考造成这些症状的真正原因。比方说，当我们通过四诊判断出了病人肺气郁滞，不能着急开降气破滞之方。无风不起尘埃，无祸不起事端，凡事皆有因果，疾病发生的道理亦当如此。从圆运动的理论知识可以知道胃气不降、相火上炎、气虚不敛等都可能造成肺气郁滞，所以肺气郁滞并非一定是造成病人不舒服的根本原因，如果只降气破滞，那我们就会犯治标不治本的错误。因此，只有找到肺气郁滞的根本原因，才可能做到药到病除。

寻找疾病的根源是一件困难和严谨的事情，需要具备用理论知识分析各种症状和将疾病按线索推理的能力。这样一件光听起来就很困难的事，是几乎不可能在短暂的治病过程中思索完全，所以就需要我们在平时学习中多花时间去思考、多花精力去寻根溯源。虽然寻找疾病的根源不是一件容易的事，但学习的方法却不会复杂，只要一直问自己，所得的结论到底是不是最终的根源就好。如果你暂时还听不明白，没关系，在以后的日子里，小水牛将会一一介绍黄元御大师寻找各种疾病根源的思路和方法，保准你能有所收获。

"四除"：当我们经过重重努力，成功找到疾病的根源后，针对这个根源，再兼顾标症，就能开出拔草除根的良方。如果之前所有的工作都能够顺利进行，那这治病救人的最后一步就会犹如砍瓜切菜那样简单。只要找到问题的所在，何患没有解决问题的良策，令人可惜的是，这么浅显的道理竟被忽视了。所以小水牛常常在想，在这略微显得急功近利的现代，中医之所以发展不起来，很可能是因为我们的思维正在倒退，如果不幸真的如我所想，那这恐怕比中医发展不起来更应该值得我们去重视。

"四除"这过程是对症下药的过程，很简单，却也不容有任何差错。如果我们的目标是成为一名妙手回春的中医，那我们有必要在学习中研究大师们是如何在药方上做到几乎完美的。这需要我们研究经方中的每一味药、每一味药的用量甚至服药要求。如果我们只想安分守己地做一名普通的中医，那最起码也得弄明白大师的方中每一味药的功能。所以在学习"疾病根源篇"中，我们将花一些时间来解解黄老的药方。

"一外""二内""三根""四除"这四个过程构成了整个治病的经过，看似有点教条式的死板，实际上是不是你想的那样无趣、烦琐呢？一切等大伙真正走上临床就自然会有答案了。小水牛在这就不再多吹捧了，只想说一句，这些都是我日夜学习所得的心血，你们可以不爱，但还望善待，谢谢呀。

好，接下来我们试试以这种方法来学习阳虚和阴虚。

阳虚——左不升则阳虚

根据"一外"的原则，我们首先要弄明白，什么是阳虚？阳虚有什么外在症状？

阳虚，顾名思义就是阳气虚少，阳气是支撑人活动的能量，所以阳虚患者是处在一个"能量不足"的状态。阳虚的症状都是能量不足的表现，如精神不振、困倦乏力、四肢发冷等。阳虚患者给人的感觉就像一辆油不足的老爷车，走着走着就会突然不动。所以在临床上看到病人少气懒言、疲惫不堪，一派"缺少能量"之象，就可以初步怀疑其可能为阳虚。可是单靠猜测是不能治病的，不然就成为彻彻底底的庸医了，我们还得了解病人的内在情况。那阳虚的人内在六气的情况又是怎么样的呢？

六气进行圆运动循环最主要目的是将阳气输送到心，再由心宣发到全身各处，身体各个机能得到阳气而发挥正常作用。所以心火衰少是导致阳虚的直接原因，也就是说阳虚的病人其体内心火必定衰败。通过圆运动脉法的学习，现在判断心火是否虚少应该不成问题吧？左寸心脉沉迟无力即为心火虚，把到此脉象就能再一次确定患者为阳虚。

阳虚补阳、阴虚补阴似乎是中医界的真理，起码大家不会对此有太大异议。所以很多医生判断出病人是阳虚病，就会用大量的补阳药，如人参、生姜、附子、川椒等。可这种做法是正确的吗？上一论我们就说过，人只要通过吃饭就可以补充阳气，所以不需要药物来补充。现在阳气虚，重点不应该只放在虚这个结果上，而应该考虑为什么会虚？得找出导致阳虚的原因并解决，不然再多的补阳药也是杯水车薪。

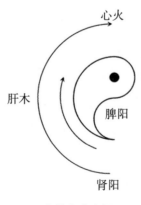

心火的生成途径

阳虚的直接原因是心火衰少，所以顺着产生心火的途径就能顺利找到阳虚的内在根源。

《四圣心源·阳虚》曰："阳盛于上而生于下，水中之气是曰阳根。"阳性浮动，肾中的阳气浮升而亲上，化为木气，木气依赖脾土左升而化为心火。圆运动整个左升的过程就是生成阳气的过程，所以这个过程的任何一个环节出现问题都可能导致阳虚。若要追根溯源，那肾阳虚是导致阳虚的根源。到后面我们会发现，治疗疾病大多要协调整个过程，而不是集中的一个点。道理很简单，千里之堤虽然溃于蚁穴，但是你要修理一座快倒的堤坝只补一个蚁穴可不行，得修补由这蚁穴引起的所有裂痕。

阳虚的根源我们找到了，那接下来就只要对症下药就好。整个圆运动左升的过程不协调都会引起阳虚，那么治疗阳虚病人整个左升过程都要处理。但病人的情况不尽相同，所以在治病时要根据不同情况灵活处理。心火生于肝脾，脾不达而肝不升，温气颓败而人病阳虚。脾土不升的根源是脾湿阳衰，而脾湿的根源是肾水严寒。所以治疗阳虚总的思路得先温肾水和燥脾湿，再达肝生火。

天魂汤

甘草二钱　　桂枝三钱　　茯苓三钱　　干姜三钱

人参三钱　　附子三钱

煎大半杯，温服。

甘草、茯苓，培土燥湿；干姜、附子，温补脾阳、肾阳；人参、桂枝，达木扶阳。肾水得到阳气而能腾，土燥则脾阳能达，木得桂枝温气能升。天魂汤令整个左升的过程重新运动起来，为心源源不断地带去阳气，所以阳虚得天魂则愈。

如果病人肝血虚导致木气不升，此时得在天魂汤的基础上加当归、地黄、何首乌来补血。阳虚病用补血滋阴药是运用了"蜡烛理论"，蜡烛之阳火所以能持续燃烧，离不开蜡烛的阴体，所以张景岳说过："善补阳者，必于阴中求阳。"

阴虚——右不降则阴虚

与阳虚一样，我们得先知道阴虚的症状，才能谈治疗。

阴虚，顾名思义是阴水亏虚。之前基本上都在说阴水是承载阳气的物质，事实上阴水有着滋润脏腑、筋络、皮肤等各个部位的作用。阳虚病用滋阴药已经说明了阴虚会导致阳虚，所以由阴虚导致阳虚的问题暂且不谈。

阴虚的病人基本上是处在一个"缺水"的状态，因而会燥热不安、口干唇裂、皮肤干热。阳虚和阴虚的症状其实挺好记住的，肚子饿的表现就是阳虚的症状，而口渴的状态基本上就是阴虚的症状，所以热爱生活的人都能明白中医的实用性。

水通过圆运动集中在肾脏，身体各个脏腑的津液皆源自肾水，所以肾水亏虚是导致阴虚的直接原因，也就是说阴虚的病人其体内肾水必定亏少。肾水虚少在脉象表现为尺脉干涩而小，把到此脉象再结合临床症状就能确定患者为阴虚。

与阳虚补阳一样，阴虚补阴的做法也是不恰当的。常人之所以不会阴虚，是因为平时只要喝水吃饭，通过六气圆运动，就能补充体阴。所以对于阴虚，不能只看到虚这个结果，而应该考虑为什么会阴虚，应该怎么做才能令机体将喝进体内的水化为阴液，不然吃再多的滋阴药也没有用，药一停，该虚的还是会虚。

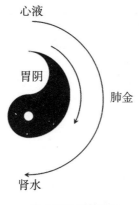

肾水的生成途径

阴虚的直接原因是肾水虚少，所以要找阴虚的内在根源，顺着肾水的生成途径就足已解决问题。

《四圣心源·阴虚》曰："阴盛于下而生于上，火中之液是曰阴根。"阴性沉静，心中的阴液沉降而亲下，化为金津，肺金依赖胃土右降而收藏于下为肾水。圆运动整个右降的过程就是生成阴水的过程，因此这个过程的任何一个环节出现问题都可能导致阴虚。若要追根溯源，那心液亏虚是导致阴虚的根源。可能大家比较好理解肾水中藏有阳气，但心火中怎么藏阴液呢？虽然心之火非常旺盛，但其阳要稳定地存在离不开阴这个载体，肾水和饮入之水上蒸为雾气，而滋心阴。心阴与肾阳一样，对于人来说都是弥足珍贵的，所以黄老总是强调："补心之血宜清，补肾之气宜暖。"

肾水生于肺胃，胃不降则肺不敛，心火不收则上热，阴液消亡而病阴虚。所以治疗阴虚应该清上之火，滋心液，降胃敛肺。

地魄汤

甘草（炙）二钱　　半夏（制）三钱　　麦冬（去心）三钱

芍药三钱　　　　　五味子（研）一钱　玄参三钱

牡蛎（煅，研）三钱

煎大半杯，温服。

玄参、麦冬，滋心阴；芍药清上火；甘草、半夏，培土降胃；五味子酸收肺金；牡蛎敛神而藏精。地魄汤令整个右降的过程运动起来，为肾源源不断地带去阴水。牡蛎是这里面最有意思的一味药，牡蛎有敛精藏神的作用，经常被用在治疗遗精上，在这里是为了将右降之水封藏于肾脏中，所以全方集生成阴水和保存阴津于一体，令整个阴虚的治疗过程更加完整。

如果病人肺气虚导致金气不降，此时得在地魄汤的基础上加人参和黄芪，人参、黄芪除了补肺气外，还能将我们喝进去的水上腾为雾气，以培阴津之源，所以参、芪对于治疗阴虚病有很关键的意义，这又应了张景岳的另一句话："善补阴者，必于阳中求阴。"

本文虽重在强调学习疾病根源要经"一外""二内""三根""四除"这四个过程，但弄明白阴虚和阳虚对我们接下来的学习同样有着非常重要的意义。判断阴虚和阳虚要非常仔细认真，不能凭借感觉，想当然地做出结论。

"渴时滴水成甘露，醉时添酒不如无。"待人处世本应如此，治病救人又何尝不是。

第十七论　阴脱阳脱根源论——脱则收之，兼而补之

曾几何时，小水牛也是在寝室关灯后讲鬼故事的高手，但在这里讲鬼神的问题，其实我有犹豫过。现在很多中医都不喜欢涉及这方面的问题，能回避就尽可能不谈，以免被扣下个巫医的帽子。本来我也想这么做的，但骨子里那反叛的精神不允许我这么做，所以要是接下来的内容说得不好，或者您不喜欢、接受不来，那就全当笑话听吧。

小水牛不才，对现在普遍认同"鬼神就是迷信、就是伪科学，应被抛弃"的观点在学术层面上表示强烈不满。这样的观点本身就不科学，凭借现在的科学，根本就没有能力证明"鬼神"存在与否，那为何就能一口断定"鬼神"不存在呢？鬼神之说尚且是未解之谜，为何在还没弄清楚的时候，就着急去否定它呢？

牛顿和爱因斯坦，一个是现代科学之父，一个是现代物理学之父，两人可谓是现代科学史上最为伟大的两个男人。一谈到科学，大家就会一下子联想到这两位的学说和理论，但殊不知，这两位科学巨人在晚年都放弃了科学的研究，转而学习那些公认与科学背道而驰的神学。这是很多"崇尚科学"的人不愿意提起的事实。可即便是那些不排斥有神论的人也挺好奇，到底是什么原因导致这两位天才纷纷坠入"神门"的呢？

小水牛觉得他们也许真应了那句话："当科学家历尽千辛登上真理的顶峰时，却发现神学家们早已在那里等候多时。"

要说现代真正攀登上真理顶峰的人，应该就只有牛顿和爱因斯坦这两位大神了。所以这不得不令人怀疑，当他们为追求真理几乎付出一辈子的心血之后，是不是真地发现了自己这么辛苦所找到的真理原来早就出现在神学范畴里了，所以迫不及待而且可能还略为后悔地转向神学的研究。

法老的预言、奇怪的金字塔数字之谜、恐怖的死亡三角、中国的《推背图》、西方的《圣经》……这个世界上存在着很多神奇而诡异的东西，它们都没办法被放在科学的显微镜下研究，但却真切地存在着。小水牛觉得，这些还没有被定性的知识都有其研究的价值，在面对这些神学的内容，我们都是无知的，在这种无知的情况下，我们何不选择先站在无知的原地，而不是非得要用一个确切的观点来掩饰自己的无知不可。一张白纸的价值会比一张已经被乱涂乱画的纸有价值，当这个世界最终为这些问题给出了一个多彩的答案，手拿白纸的人能愉快地记录下答案，可是那些拿着满是涂鸦的纸的人又该怎么办？

在遇到这方面的知识时，小水牛放下了以往寻根问底、不得根源不罢休的臭毛病，采取一种不接受、不反对的中庸之道。说起来好像挺高深，事实上我因无知而沮丧，对于这方面的内容，连从哪个方面入手都不知道，除了摇着头难过，居然没有更多可做的。

阳脱——阳气上脱而见鬼

"仙为纯阳，鬼为纯阴，人居阴阳之半，仙鬼之交。阳脱则人将为鬼，同气相感，是以见之。"面对如此内容，小水牛并没有能力来解答，只好求助于神医扁鹊了。

位居神医排行榜前列的扁鹊在其著作《难经》中明确提出："脱阳者，见鬼。"在许多有名的医案中都有病人"见鬼"症状的记载，而在现实生活中也不乏一些见鬼的灵异事件，这些见鬼事件的主角大多又都是阳气接近脱亡的人。如阳寿已尽快死亡的人，身患重症在病床上等着生命结束的人。"见鬼"似乎与阳脱有着一种不可分割的联系，那阳脱具体是什么情况呢？

肾水左升，升于心离，而化阳火，故心火以阳体而含阴精，此阴精即为阴根，阴性清降，心火凭借此阴根能往右敛，所以火不上逆。上一论才刚说的内容，这一论又说了，而这些内容其实早就说过了，小水牛你烦不烦人？

中医整体理论并不复杂，来来去去就是那个圆，学习起来也不困难，真正困难的是如何将这些简单的理论不断地延展开来。所以当我们还没真正掌握大道时，就开始觉得烦琐，这未免有点着急了。

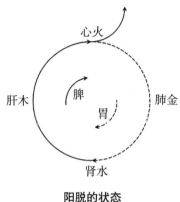

阳脱的状态

降敛之机全在于胃，如果胃气不降，整个圆运动的右边运动停滞，阳气收敛受阻，就会飞腾于上而脱。阳脱是危症，阳脱的过程中，阳气不断地往外溢出，待到体内的阳气脱尽，人就会死。而在这过程中，随着阳气虚少，会出现与阳虚相近的症状，但其脉象并不会像阳虚病一样沉迟无力，却是浮大而散，整体是一派阳气外泄的情形。

黄老说："凡人之白昼见鬼者，是其阳气亡脱，亦将续登鬼录矣。"当阳气亡脱，人正往黄泉路去时，则见鬼，这是一个令人不敢接受的事实。那应该怎么对待这样的现象呢？有的人干脆就认为因为阳气虚脱，人产生了幻听、幻视，这种做法是不负责任的。如果阳脱最终导致的症状指向幻觉，那为什么都是幻想鬼神，而不是幻想其他东西呢？

本着不妨碍大家对鬼神文化的研究出发，小水牛建议遇到见鬼症状的患者时，直接往阳脱方向思考疾病就好，至于为什么阳脱会导致见鬼，答案且先定为未知。

阳脱即阳气正在外脱，这个时候大补阳气是被我们所认可的，所以大家最喜欢在这个时候使用具有回阳救逆之功的四逆汤，可是这么大热的药用在阳脱病上合适吗？

不合适！现在阳气正在往上脱，此时只用大量热药，那阳气得热岂不外脱得更严重？所以正确的思路应该是先将导致阳脱的原因解决了，再来补阳气，而要解决的这个原因正是阳气不降。

兔髓汤

甘草二钱　　人参三钱　　五味子一钱　　半夏三钱

玄参三钱　　附子三钱　　龙骨二钱　　牡蛎三钱

煎大半杯，温服。

人参、附子，急补阳气；玄参补离火之阴；甘草、半夏，培土降胃；五味子凉金收阳；龙骨、牡蛎，敛降心神。兔髓汤用玄参、甘草、半夏、五味子，形成一个右收的力强行将阳气敛收起来，然后用人参、附子补阳气，全方使得阳气能下敛而不再上脱。

阴脱——阴津下走而目盲

对付阴脱，比阳脱要来得容易，因为并没有那些超出人类能力解决范围的内容。

心阳右降，降于肾坎，而化阴水，故肾水以阴体而含阳气，此阳气即为阳根，阳性温散，阴水凭借阳根左升而不下陷。

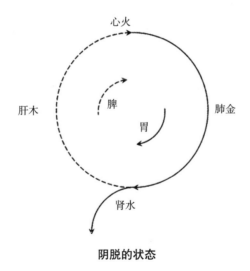

阴脱的状态

升散之机全在于脾，如果脾气不升，整个圆运动的左边运动停滞，阴精升散受阻，就会驰走于下而脱。阴脱的症状比阳脱更为直观，精血失藏，便血、遗精皆可能发生。阴脱也是危症，因为整个左升的机制都瘫痪了，肾阳、脾阳、肝阳都已衰败了。左升不动，清阳无法上行，位于上的眼睛、耳朵会因缺少阳气而功能失调，所以导致有眼而不能视、有耳而不能听。故《四圣心源·阴脱》曰："阴脱者，阳根渐败，精血失藏，魂神不能发露，是以目盲。"

阴脱时，精血不断往外流，这个过程当然会导致阴虚，所以病人伴随阴虚的症状是很有可能的。但并不能因此重用补阴之药，因为补阴之药泻火伐阳，会导致阳根彻底衰败，到时纵使华佗转世，也无力回天。正确的治疗方法，必然要令圆运动左升的过程先运动起来，再兼补阴。

乌肝汤

甘草二钱　　人参三钱　　茯苓三钱　　干姜三钱

附子（炮）三钱　　首乌（蒸）三钱　　芍药三钱　　桂枝三钱

煎大半杯，温服。

附子、干姜，温肾暖脾，补肾阳和脾阳；甘草、茯苓，培土升脾；桂枝、人参，达木扶阳；首乌、芍药，滋补精血。乌肝汤用附子、干姜、茯苓、甘草、桂枝、人参，形成一个左升的力强行把阴水升发起来；再用首乌、芍药补阴水，全方使得阴水能上行而不再下走。

"阴阳即脱，无方可医"，对于这样的危症，要"当见机而预防"，治疗时更要万分仔细，切勿恣意妄为。

第十八论　中药大论——中药为什么能治病

追根溯源是寻找真理最有效的方法，对于中药的研究，我们也得从根源说起。在寻找根源之前，我们先解决这个问题——中药为什么能治病？

人生于天地中和之气，六气循环为圆则无病，圆运动发生偏行，疾病则生。中药之所以能治病，就是以药的偏性治人之偏气。最早倡导中西医汇通的名医唐宗海就曾说过："人生本天亲地，即秉天地之五运六气以生五脏六腑。凡物虽与人异，然莫不本天地之一气以生，特物得一气之偏，人得天地之全耳。设人身之气偏胜偏衰则生疾病，又借药物一气之偏以调吾身之盛衰，而使归于和平则无病矣。"唐老师基本就把小水牛想表达的道理说完了，我这里就只能再狗尾续貂一下。由于天性和生长环境等因素，药物会禀赋独特的偏性，而健康的人得天地之全，六气平和，没有偏性。但生病时人身之气会偏盛或偏衰，产生偏性，这时就可以选择适当的药物偏性来治疗，使人恢复平和之性。

用圆运动思维来思考，那就是健康的人六气自行而成圆，若有疾病则圆运动发生偏向，或不升，或不降，或不达，或不敛，或不运，这时恰当使用具有偏性之药物，则能令中气运转、阴血升达、阳气降敛，整个圆运动恢复正常。

在过去几论中，小水牛已经开始介绍用药物来治疗疾病的方法，但天生敏锐的嗅觉告诉我，也许大家对小水牛解释方药的内容并不买账，甘草、茯苓直接解释为培土燥湿，桂枝、人参为达木扶阳，这未免太简单了吧？该不会是没有思考，直接套用黄老的吧？

第一，我要强调，这不是简单，而是简洁；第二，千万不要怀疑小水牛的中药知识，不然接下来被吓到了，可别怪我没提醒。

药物以其偏性治疗人之偏气，所以在使用中药前，我们务必要借助中医的知识弄清楚疾病的偏性。也可以这么说，中药要在中医理论的指导下才能使用。而我们知道中医理论并不是想象中那么烦琐，所以中药也没有必要弄得那么复杂。一味中药的功效好像有很多，但这些功效往往都是由其唯一的偏性引申开来的，我们只要找到了这味药的偏性，就能轻而易举地掌握这味药的大部分知识，包括功效、性味、归经，甚至一些连书上都没有的知识。说得这么厉害，那怎么样才能找到药物偏性？我们分几个部分来看看。

土之药

一开始，我们先介绍治疗中土的药物，中土主运化，脾升胃降，为四象之枢纽，效黄龙镇守中土，保其中枢地位的药物皆可为土之药。

粳米

米的文化博大精深，远比"米国"历史更耐人琢磨。粳米形状圆短，圆米、珍珠米、东北大米都属于粳米，其黏稠性强，适合煮粥。大家平常用来煮饭的米，较粳米更为修长苗条的，称为"籼米"。粳米和籼米两者皆可煮饭煮粥，粳米煮的粥较稠滑、口感更佳，而籼米煮的饭较香硬、更耐饥，但两者的功效差别不大。还有一种米常常用来包粽子，不过其性大多太过黏滞，不像粳米和籼米那样适合频食，这种米叫"糯米"。米的种类还有很多，如现称高粱的稷米，俗称小米的粟米。米的地域分布非常有特点，不同民族中用米做的糕点、小吃也是琳琅满目。关于米的文化，往小的说涉及一个家庭的饮食生活，往大的说涉及整个民族的发展历史，所以对这方面满怀兴趣的朋友，不妨就停在此，一门心思做研究，也许下一个袁隆平就在你们中间。

综合地看，粳米有养气、益血、生津、填髓、和五脏、壮筋骨等作用。乍一看，似乎蛮多功效，也挺复杂，殊不知，四字便可概括乾坤——培土和中。粳米作为粮食进入脾胃，由脾阳磨化，变成精气，精气率先补脾阳、养胃阴，故称培土；精气之气升于上助阳，其精降于下滋阴，阴阳氤氲于中，故称为和中。如果理解不了培土和中，可以把粳米理解为"万能补虚药"，这里的万能不是指可以通治所有病，而是可以补所有虚。《得配本草》这样描述粳米"得天下中和之气，同造化生育之功"。倡导以食代药的清代名医王孟英，在其《随息居饮食谱》中写道："粥饭为世间第一补人之物。"通过众大神的研究成果可以知道，粳米能补阳、补阴、补气、补血，

"万能补虚药"的称号理所当然归它。而"世间第一补人之物"也绝非浪得虚名，所以那些放着米饭不吃，却拿人参、灵芝、冬虫夏草当饭吃的人，你们是时候醒醒了，再不醒，恶疾会用一记响亮的耳光让你们明白，愚昧不听真言是要付出惨痛代价的。

粳米培土和中，填补中气而灌养四象，四象充和而无疾，所以常人每天只需要吃饭就能健康地生活下去。对于人来说，这样近乎完美的粳米却很少被用于治疗疾病，其原因有三：第一，人每天都会进食米饭，无须在药里重复；第二，粳米经过久煎会使得汤药黏稠，起到助湿、减缓药力的作用；第三，有一味药能取代粳米培土和中，却不会影响其他药性，这味药就是——甘草。

甘草

众药之王，人称"国老"。平常近乎被滥用的甘草，为何拥有如此高的地位？

黄元御在其《长沙药解》（在这里，先暂停，卖个广告，学习中医的朋友们，小水牛强烈建议你们入手《长沙药解》和《玉楸药解》，这两本书凝结了黄老研究中药的毕生心血，将中药完美地融合在圆运动体系里，是《四圣心源》的最佳伴读书籍。）开篇就这样谈甘草："备冲和之正味，秉淳厚之良资，入金木两家之界，归水火二气之间，培植中州，养育四旁，交媾精神之妙药，调剂气血之灵丹。"被玉楸兄（黄元御别号）称为灵丹妙药的甘草，其功效现在多被描述为调和药性、解百草毒。能真正理解其功效缘由的人并不多见，或许应该这么说，就没几个人有探索甘草的想法，都觉得研究甘草还不如从人参中多提取点有效成分来得实际。

无论是其尊贵的地位，还是调和诸药的独特功能，皆因其与粳米有相同的功效——培土和中。甘草镇守中土，脾升胃降，继而四象环生，单这一味药就能令整个圆运动起来，进而将药物送达到各处，所以有调和诸药的功能。对于这方面的内容，黄老也有类似的表述："甘草体具五德，辅以血药，则左行己土而入肝木；佐以气药，则右行戊土而入肺金……凡调剂气血，交媾精神，非脾胃不能，非甘草不可。"甘草能解百草之毒的原因，也是其具有培土和中的功效。甘草使整个圆运动起来，让草药的毒性不会停滞在一个地方，会随着六气运动不断运行而稀释，直到毒性消失。基于调和药性、和解百药毒这两大奇功，绝大多数经典方中都少不了甘草这味药，那甘草是不是什么病都可以用呢？

《本草备要》曰："中满症忌之，甘令人满。"这答案历来被大多数人所认可，当食物和水停滞于中州而满时，得用催吐、催泄的方法除满，此时不适合用补中的甘草。但并非所有的中满症都不能用甘草，中气虚，脾不升、胃不降，上之气不能下敛，下之气不能上达，皆停滞于中而为满，此时便要用甘草培土补中之虚。

甘草临床上分生甘草和炙甘草，炙甘草是用生甘草置于炼蜜中炒熟，故炙甘草性温而气缓，偏于补中。生甘草较熟甘草性凉而气冲，偏于行，所以长于解毒、泻火。

茯苓

"十人之中，湿居八九而不止也。"中土最易病湿，所以燥土祛湿药必不可少。可是祛湿的药有很多，为什么张仲景和黄元御这两位大师偏对茯苓情有独钟呢？这要从茯苓的生长过程说起。

子曰："岁寒，然后知松柏之后凋也。"孔子说一年到了最寒冷的时候，就能知道坚持到最后才凋谢的是松柏。要在困境中坚持奋斗的话我们就不说了，重点在于这句话道出一件事——松柏的生命力非常顽强，比其他植物更能抵御严寒。而其顽强的原因是具有充足的阳气，这从松叶、松树皮、松花粉的温热之性即可看出。要注意一点，小水牛并没有说因为能在严寒的天气中生存，所以阳气足，而是因为阳气足，所以能生活在寒冬里。这逻辑要搞清楚，因为在冬天里还生存着另一些植物，其阳气微弱而阴气充足，如麦冬、天冬等。

松树的阳气旺盛，而茯苓是生活在被砍伐后的松树根上，茯苓作为一种真菌寄生在松树上，自然能吸收松树中充足的阳气，所以茯苓是具有阳气的祛湿药，而这种既能补阳又能祛湿的药物对于中土来说是非常难得的财富。

茯苓以其淡味能利窍除湿，淡味能利水湿的道理就像辛味能发散一样，是不可解释的，但我们可以知道淡渗利水的方向是往下。治疗水湿有两种办法：一种是以阳燥湿，让水湿升于上为雾气；另一种是利水窍，使水湿降于下，以小便的形式流出体外。多数的祛湿药是以第二种方法除湿，而茯苓两者皆有。茯苓入中土，除了燥土湿外，其具有的阳气能助脾阳，脾阳升而带动胃气降，茯苓以升带降，也起到一个和中的作用，所以茯苓非常适合中土。相比而言，生长在枫树根的猪苓下渗之性虽强，但阳气比较弱，故平常燥土湿不会选择它。若湿气过盛，可用猪苓、茯苓，再加上可下达的泽泻一起燥湿，这速效的除湿法来源于张仲景的五苓散。

茯苓的功效拆分来说为利窍除湿、生津止渴、宁心益气，可治疗泄泻、呕逆、水肿、中风癫狂、腹痛、惊悸、骨蒸毛热、遗精……黄元御干脆认为，凡内伤疾病皆可用茯苓。这些冗长甚至有点矛盾的功效往往会让我们摸不着头脑，如果不知道其助升脾阳、燥土湿的偏性，只看这些功效，很难对中药产生兴趣。若此时还要记忆一些无厘头的有效成分和白老鼠实验，那不对中医产生厌恶就实在说不过去了。

半夏

人之中气，左右回旋，脾主升清，胃主降浊。一味茯苓独取燥湿和升脾阳二功，那何药主于降胃呢？

半夏是黄老用来降胃气的常用武器。由于很多人不了解圆运动体系，并不注重降敛胃气，所以半夏一般都被用于除湿化痰、行郁散痞，而其降胃气之功不常被提及。但张仲景在治疗因胃气上逆而导致的呕吐、肺气胀、咽痛等症状时皆用了半夏，其中著名的方有大、小半夏汤。

半夏"下冲逆而除咳嗽，降浊阴而止呕吐"，其降性非常强，强到什么程度呢？

有毒。事实上大多数药物有毒性是因为其药性过于猛烈，如附子、甘遂、大戟、藜芦、大黄等，而半夏也是其中的一种。（现在我们谈论具有毒性的中药时，仍处在一个"谈毒色变"的状态，这是一种不自信、不智慧的表现，因为有毒的中药治病效果往往会比无毒的要好很多。）

半夏下冲逆、降浊阴的能力强，可排决水饮、清涤涎沫，其降逆之功行于肺、胃二经。我们知道，胃气不降首先就会导致肺气郁滞而不敛，而一味半夏能同时降敛肺胃，这就不难解释半夏有毒而黄老仍然执着用它的原因。

半夏降浊阴之性太强，禀平和之气而生的中土并不适合用这么猛烈的药物，所以得采取一些措施缓和药性，降低毒性。于是便有了清半夏、姜半夏、法半夏这三种半夏的炮制品。其中清半夏偏于化痰；姜半夏兼有温中之效；而法半夏是以半夏、甘草和白矾一起加工，所以兼有调和脾胃之力。

小水牛不才，总觉得这世界会存在一种比半夏更适合降胃气的药物，是彭子益说的天花粉？还是桔梗呢？不知道，这宝藏得有劳大家一起来挖掘了。

水之药

阴阳之理，彼此互根，阴降化水，肾水之中已胎阳气，此为一身之阳根。仿玄武安定北水，保阳根之药物皆可为水之药。

附子

温肾水的阳气并不需要很多，可是一旦阳虚水寒，却非得用"雄壮悍烈之性，斩关夺门之气"的大热药不可。这是因为肾处于深渊，阳非大热不能达。纵观本草，拥有如此燥烈之性的药非附子莫属。

把附子看成是　团剧烈燃烧的大火，便能很好地掌握附子的精髓。这团火进入人体后，其阳气迅速向四周发散，无所不达，所以《得配本草》在记载附子的功效时曰："通行十二经，主六腑沉寒，回三阴厥逆。"大热之性的附子，虽然能行遍十二经，但并非通治十二经，喜凉恶热的阳脏应该都不会喜欢附子，所以别动不动就用附子，更不应该用附子来养生。

附子的优点在于其阳能直中肾水，补充那宝贵的肾阳；其热能温脾燥湿，恢复中土的运作。对于这些优点，《长沙药解》里是这么说的："走中宫而温脾，入下焦而暖肾，补垂绝之火种，续将断之阳根。"肾寒则生气不足，木不升，脾不达，阳气不振，这之中能导致非常多症状，所以附子的"适用症"也是很多的，如中风、噎膈、寒邪、气厥、痰厥等。同样的道理，只有先抓住附子大热纯火之性，再研究这些"适用症"，才能做到真正的适用。

附子具有毒性是妇孺皆知的常识，其与半夏一样，可以通过加工炮制来缓和药性，减少毒性。还有一种方法既不影响附子的大热之性，又能减轻其毒性，这种方法就是配伍甘草。甘草培土和中，令四象周行，使得附子的热性顺着圆运动流转，避免其滞留在同一个地方而产生破坏。

附子的大热之性已达到能回阳救逆的境界，善用附子必是习起死回生之术的人所该具备的能力。

熟地黄

补真阴、填骨髓，这是熟地黄被世人所了解的药效。补真阴即为补肾阴，这本是很平常的治疗手段，可是翻遍黄元御所有面世的书籍，竟然找不到补肾阴这样的词，而很多滋补肾阴的药在他眼中也只有润肝补血的作用，几乎从不用来补肾水，这究竟是为什么呢？

首先他觉得水易盛而火易虚，肾中最容易虚少的是肾阳，所以补肾阳都来不及了，怎么还会助阴灭阳？其次滋阴药皆能助土生湿，这就更不得了，"十人之中，湿居八九而不止也"，岂能助湿伐命。基于这两点，黄老不喜欢用滋补肾阴的药，只有在木枯血虚时，才不得已用来滋养肝血。

又轮到小水牛"叛变"的时候了，既然不能盲目崇拜附子，那也不应该对以熟地黄为首的滋阴药存有偏见。一个伟大的领袖，要善于将不同个性的人糅合在一起，发挥出最大的作用。在这一点上，我可以算是小胜了黄老，允许小水牛先小骄傲一下。

在《金匮要略》中，有一个迄今在治疗肾阳虚上一直是最具影响力的方子——金匮肾气丸。张仲景在这方药中用附子温补肾阳，同时也使用了大量的熟地黄、薯蓣、山茱萸，而为防止这些滋阴药凝滞败土，特意用了茯苓和泽泻渗利中土湿气，最后还加了桂枝和牡丹皮舒肝达木，让肾阳上行。张老师是天才中的天才，他人一辈子能弄出一个像金匮肾气丸这样的方就已经可以称为名医了，而张老师几乎整本《伤寒杂病论》都是这样的方，实在是中医史上伟大至极的人物。那这么伟大的张老师在治疗肾阳亏虚时，为什么非要用滋补肾阴的药呢？

一声远古的呐喊从美丽的浙江绍兴传来："善补阳者，必于阴中求阳。"仍未成熟的小水牛蜡烛理论在张熟地（张景岳）的呐喊声中，又一次可以发挥功力了。正如黄元御自己所说的"阴阳之理，彼此互根"，补火时佐以阴药，燥阳之药得阴润而不燥，阳火得阴水之载体，其火源源不断而生。肾中的阳气弥足珍贵，水寒阳虚之人也很多，而补肾阳常常要用燥热之性猛烈的附子，此时就非常有必要用熟地黄这类补肾阴药与其同行，以减弱附子对娇嫩之脏的伤害。除此以外，熟地黄还能将附子之火藏于阴体中，使得附子补火之力变得和缓、持续；熟地黄体纯阴而下沉之性极强，还能将药性引到深渊之水中。所以在补肾阳时，需要添加补阴药，而这些药中又以熟地黄最为合适。

虽然肾中水易多而阳易衰，可同样存在肾水亏虚的情况，如遗精、失血、亡汗等，此时就更应该毫不犹豫地用滋补肾阴的药物，而熟地黄仍应为首选。

张熟地老师说："熟地黄，性平，禀至阴之德。"前面我们把附子当成一团大火，那这里可以把熟地黄当成一弯碧泉，附子能通行十二经，熟地黄也能"补五脏之真阴"。熟地黄补全身之阴水，而尤以补肾阴、脾阴为主。

特点很明显的事物往往是瑕瑜互见，熟地黄的缺点和它的优点一样明显。既然能补全身之阴，其滋润凝滞之性必然也很强，而这对于中土而言，并不是一件好事。

所以黄老在谈熟地黄时曾非常愤怒地说："但至理幽玄，非上智不解，后世庸工，以下愚之资，而谈上智之业，无知妄作，遂开补阴滋水之派。"这句话大概意思为：那些补阴滋水的人，你们都是一群无知的弱智，根本没资格谈论需要高智商才能懂的中医。虽然黄老这次的话有点偏激，但在学术上这种疾恶如仇的态度很值得我们敬佩和学习。特别是在现在这种外面的人都在喊打，而里面的人却仍暧昧地抱在一起睡觉的中医研究氛围中。

熟地黄是有滞腻之性，可不能因此就不用它，但又不能不顾其对中土的破坏力，故当需要大量使用熟地黄时，可以用茯苓、猪苓、泽泻等祛湿药来除湿护土。

木之药

春风鼓动，初阳平地起，生意萌达，阳升则天明。法青龙坐镇左木，助其腾升之药皆可为木之药。

桂枝

五行之木取象于自然界中蓬勃生长的树木，以概括万物的升达之性。肝属木，喜升恶降，如果要寻找升肝的妙药，很自然地就会在树木中找，那问题来了，哪一种树木具有强大的升肝能力呢？

《吕氏春秋》曰："桂枝之下无杂木。"桂枝为肉桂树上细小的枝条，而肉桂树具有奇特的个性，在肉桂树的附近种不了其他树木，把桂钉在别的树的根上，那树不久就会枯萎而死。肉桂树体现出强大的"克木"之性，所以有的人认为桂具有金性，金能克木嘛。说到这里，我突然又想起黄老刚刚那句"至理幽玄，非上智不解"的话，如果理解能力不够而又爱钻牛角尖的人，还是不要学中医的好，这是救死扶伤之道，绝不容许一丝儿戏。

木难道就只有金可以克吗？在战斗中一定要刚好相克才能战胜对手吗？难道不能以强克强吗？

我方与敌方在各方面都很相像的时候，想要战胜敌方，那我们就只能变得更强大，各拥一把利剑，就得比谁的更锋利。肉桂树"克木"其实就是这种以强克强、以木克木的行为。植物中的绞杀现象也是同样的道理。

肉桂树天生禀赋强大的升发之性，所以能在与其他树木的竞争中胜出，而肉桂树中又以其嫩枝升发之性最强。这是很好理解的，枝芽是一棵树生长最快的部位，其具有的木性当然也应该是最足的。

桂枝作为肉桂树的嫩枝，性与肝合，最能升达木气。《长沙药解》评价桂枝时说："善解风邪，最调木气。"无论是水寒还是土湿，皆会导致木郁风动，风又为百病之长，而廉价的桂枝就只干升肝达木这一件事，所以桂枝堪称中药中物美价廉的典范，深得黄老的喜爱。桂枝令肝气升达，则郁陷的木气就能升，木不会再郁滞于下而攻击脏腑经络，所以能立即缓解疼痛。肝木疏泄之令畅顺，则经络能通、诸窍能开。因为肝木郁陷会导致很多问题，所以桂枝适用范围非常广，被赞为"良功莫悉，殊效难详"。

上行之肝木能带动胆木下降，这就是桂枝之所以能有降逆之效的原因。肝胆互为表里，木气在这两者间的运动形成一个小圆，肝木郁陷，胆木必然也会停滞于上，而肝木升达，则胆木必然也能下走。所以在《金匮要略》中治疗胆胃不降，导致心下痞塞时用的桂姜枳实汤，就用了桂枝达木降胆，此时桂枝起到以升为降的作用。

桂枝既能升肝，又能以升助胆降，左病右症皆合适，是一味不可多得的达木妙药。

芍药

肝气易陷是一个不争的事实，但是单靠升肝达木并不能解决所有问题。

木以发达为性，己土湿陷，抑遏乙木发达之性，生意不遂，此时郁陷的木气会形成一股破坏的黑势力，以疏泄之力攻击脏腑而令人疼痛，木中的温气聚而成热，烧灼肝血。故治疗木气郁陷的疾病，要适当清风泄热，减缓郁木的破坏力，尤其是已经出现腹痛、泄利、血枯唇黑等明显木郁风动症状的时候。

芍药味酸，性微寒，入肝家以酸收木，入胆腑以寒泻火，是一味以泄木敛胆见长的药。肝是将军之官，刚直不阿，同时脾气暴躁，一遇阻挡，就会气急败坏，势要冲破阻碍不可。所以当木气郁陷时，其对外的冲击力非常强，导致的疼痛会非常剧烈，造成的后果也极其严重。芍药就像是将军的贤妻，无论肝木郁怒到什么程度，一遇到芍药，就会马上收敛住急躁的性子。芍药和肝木的组合，让小水牛想到了中国传统而又和谐的夫妻搭配模式，一个成功的男人背后总是需要一味芍药，你们找到属于自己的芍药没有呢？

《长沙药解》曰："芍药酸寒入肝，专清风燥而敛疏泄，故善治厥阴木郁风动之病。"肝木郁陷，疏泄之令不能上行，木气积郁到一定程度就会往下行疏泄之政，导致泄利、遗精甚至脱血。所以芍药仅通过清风泄木之功，就能同时缓其躁急并收敛妄行的疏泄。

芍药入足厥阴肝经和足少阳胆经，能清肝中之风，亦能泄胆中之木。肝胆都以风木之气为主气，但胆腑肩负着敛降相火的重任，所以甲木被相火之气从化，胆木病便风热皆作。禀酸寒之性的芍药既能收木，又能清热，在治疗胆胃上逆时，常被用来敛胆中的木气，清甲木中的相火。

人参

终于要谈人参了，此时我的心情比让我谈"人生"还要复杂。不可否认，人参是一味补益的良药，按道理不应该现在才讲，早在论土之药时就应该介绍它了，可是现在人参的使用程度已经近乎滥用了，为了将其从虚无的神坛拉下来，小水牛这也是不得已而为之。

四君子汤、理中丸、黄芽汤是古今调理脾胃最常被应用的三大名方，而这几个方竟都以人参作为君药，那人参对于脾胃有何特别之处呢？

人参色黄属土，能补脾胃，所以华佗弟子吴普把人参称为"黄参"。因为色黄就与补脾胃联系在一起，似乎不太妥当，但也并非一点道理都没有。人参与地黄同有一个奇怪的地方，就是种植过它们的土地，必须得过几十年后才能恢复重新种植的能力，所以原本盛产人参的吉林现在快没地可以种植了，当地很多参农不得不跑到别的地方去租地种人参。这种奇怪的现象体现了人参和地黄具有强大吸收土壤精华的能力，不同的是，地黄吸土中之阴气，而人参吸土中之阳气。

《长沙药解》将人参的功效概括为："入戊土而益胃气，走己土而助脾阳。"温助脾阳是人参常被用于理中最为重要的一个原因，脾阳在人在，脾阳亡人亡，脾阳于人运化水谷的作用，小水牛就不再重复了。脾阳升而化火，火清而化气，人参通过助脾阳而大补肺中的元气，通过升阳蒸清气上行而为雾气，配以凉金之药，就能生津止渴。人参在扶木助阳上也有奇功，其清阳能补肝血中的温气，通过助脾阳还能升达木气，故人参经常搭配桂枝，一起治疗肝气萎靡郁陷。

人参与附子皆能补一身的阳气，附子是以简单粗暴的方式大补，而人参是从后天生化之源慢慢补起，所以人参适合用于阳虚病人的调养，而附子适合用于亡阳救逆。无论是从人参温补脾阳的功效，还是其缓和的药性来看，都非常适合养生，那事实上真的适合吗?

"人参杀人无罪,大黄救人无功。"这是在中医里流传甚广的一句话,这句话透露了人们一种盲目崇拜补药与极度讨厌毒药的通病。毒药我们就先不谈,怕死是人之常情,害怕有毒的药物当然也是在情理之中,可却不知道一个道理——愚昧而又怕死的人往往更容易呜呼而去。对于人参禁用的情况,《得配本草》中明确写道:"肺热,精涸火炎,血热妄行者,皆禁用。"人参温性虽不强,但患者热象太过时仍不应使用,那些以人参能生津止渴而除热,就认为人参性微凉的理论完全是无稽之谈。连人参止渴除热是因为益气生津都不知道,就敢断其性寒,此等庸医,抓一个得灭一个。

人参虽有助脾阳的宝贵品质,但仍有其偏性,并不适合所有人服用,更不适合当成延年益寿的神草天天吃。小水牛还是那个观点:只有米饭可以天天吃,只有开水可以天天喝,他物皆不可。

当归

"当归补血,人参补气",这基本上是没有争议的结论。肝以阴血而胎生气,我们在不断强调生气的重要性时,却也不能忘了同样宝贵的肝血。补血的药,车载斗量,不胜枚举,为何当归能在众多补血药中拥有代表性,甚至是统治性的地位呢?这得从其功效说起。

《本草备要》在谈当归补血时说:"血滞能通,血虚能补,血枯能润,血乱能抚,盖其辛温能行气分,使气调而血和也。"当归与其他补血药不同,在于其具有行散的温性,在补血时兼能行气。这种特性对于肝而言,更是妙不可言。肝以升发为性,温气亏乏,根本失养,郁怒而生风燥,阴液损耗而导致血病。当归既能滋其阴血而润肝,又能助其温阳而升木。

芍药以酸收之性敛郁陷的木气,而当归等补血药能以阴体收载阳气,起同样的作用。所以当归除了用于补血外,常用于柔和下陷的肝木,不过此时,当归就不如性平的阿胶好用,因为当归的温性会助郁热。辩证地看待药物功效,是发挥出其最大作用的前提。

补血滋阴药都有败土助湿的弊端,别号"乾归"的当归也逃脱不了。但这个缺点不需要像补肾阴药那样特别强调,因为土运木达,治木离不开治土,而土木皆治,滞腻也就不足为惧了。

但是喜欢用当归煲汤的妈妈们，你们不妨加点祛湿的薏苡仁，再加点冰糖，减轻当归的燥性。最好能下几片柠檬，缓和滋腻的口感，这样能煲出既美味又健康的爱心汤。顺便小透露一下，小水牛煲汤的水平还是不错的哦。

火之药

少阴君火升天，万物欣荣，一派豪气冲天。然而凡事不能太过，过则不吉，师朱雀守护上火，镇火清阳的药物皆可为火之药。

玄参

心火不及的问题就不再谈了，再谈就太啰唆了。我们把目光移向火中更不为人所知的阴液。

心火中的阴液是滋生肾水的根源，也就是人体的阴根。心火之所以能降敛于下，一个必不可少的条件就是心阴，阳得阴而能收，心中的阴液成为心火下降的物质基础，仍然是起承载阳气的作用。上热之症，皆相火上逆，火性上炎而导致心液消亡，所以在清上热时，滋养心阴非常关键。

补心阴的方法有很多，如可以鼓动肾水上行，还可以益脾阳而升雾气。但这些搬水救火的方法都得使用温散之药来行水，这对于上热之病来说并不是最合适的解决方法。最佳的方案应该是找一味能直接补心阴的药，可是补阴药又多体重，偏行于下，那到底存不存在能上补心阴的药呢？

玄参告诉我们，一切皆有可能。《玉楸药解》中是这样评价玄参的："轻清飘洒，不寒中气，最佳之品。"轻清是玄参与诸多滋阴药不同的地方，轻清使得其能上行而滋心阴，也是因为轻清，其滋阴之力并不像熟地黄、当归那么强，更加适合补心中那一丝珍贵的阴水。上热而伤心阴者，心火不能下行，导致上火和下水不能氤氲相交，圆运动停滞不行。玄参通过补心阴，令水火重新相交，玄参因此得到了"枢机之剂"的称号。

玄参还有退无根火、清上焦热、滋下焦水等功效。追根溯源，玄参其实只有滋心阴的作用，其他的功效皆是由此引发的效应。

心阴作为生水之源，常常被人忽视。晚上不睡觉，拖着疲惫不堪的身体还要躲在被窝里，玩几局手机游戏的人，往往会将那一勺心水消耗殆尽。夜里是肾水收藏之力最强的时候，人在这个时候睡觉，心火能藏于肾水，肾水得到足够的阳气，第二天生气繁荣而精力充沛。如果这个时候不睡觉，心火不听肾脏的召唤，强行留于上，就非常容易令心阴受损。而心阴受损，并不只是导致上火、烦躁这么简单，整个圆运动的右降过程都会受影响。首先肺金降洒不了津水，脏腑缺津液滋养而燥；其次心火不能下行，肾水得不着阳气而寒；肾水一寒，生气萎靡，一系列的问题就会接踵而来。

玄参是拯救心阴最有效的中药，拒绝熬夜是保护心阴最有效的方法，并不是所有人都懂得玄参的妙处，但总得知道熬夜的坏处吧。

金之药

金收水藏，水藏阳秘，上清而下温，精固而神宁。从白虎坐镇右金，助其敛降之药皆可为金之药。

五味子

令肺金降敛跟让肝木升达一样，都是重中之重。肝木升达可以靠桂枝，那肺金降敛又是靠谁呢？

《素问·脏气法时论》曰："肺欲收，急食酸以收之。"显然要找敛金的药物应该往味酸的方向寻。我们在木之药说的芍药，味就是酸的，那能不能用来敛肺金啊？

应该是没问题的，从一些医案可以看到，有的医生用过芍药来敛金生津，但根据临床实践可知，芍药还是应该用于敛肝柔木。收敛肺金是味酸的药物共有的性质，但显然我们需要的是一味专一收肺金的药，而在这堆酸味药物中，可能只有五味子符合这种专一。

"敛辛金而止咳，收庚金而住泄"，这是黄老在《长沙药解》中对五味子功效的总结。酸涩的五味子就只会做敛收金气这一件事，不知大家发现没有，目前为止讲的药物都有一个特点，那就是专一。像附子专一补火，熟地黄专一滋肾阴，玄参专一补心阴，桂枝专一达木升肝等。这种专一性，让我们在使用它们的时候，不用顾虑太多，更容易找到最适合派它们上场的时机，所以大家在学习中药时，要有意识地去寻找专一的药物。

辛金不敛，导致肺气上逆而咳嗽；庚金不收，导致木气妄行而泄利。五味子通过敛收金气，既能降肺气而止咳，亦能克制木气而止泄。因此，由于金气不收所导致的口渴、自汗、水肿等都可以用五味子。

五味子在《神农本草经》中位列上品，《神农本草经》在分上、中、下品药物时有一规则，即对人体有滋养作用的药基本上为上品，凡有毒的药物几乎都是下品，剩下的就为中品。

作为上品药的五味子常用于治疗虚劳病，是一味补虚的要药。不过，五味子与人参、熟地黄等以阳补阳、以阴补阴的补药不一样，它是通过调理圆运动来达到补虚效果的。"一物而三善备焉"的五味子收敛金气，金气降敛，位于上的阳气下收，肾水闭藏阳气而阳根得养，阳根充实，生气蓬勃，虚劳自解。五味子治疗虚劳的作用提示我们，通过调圆运动补虚或许才是一条光明大道。

麦冬

肺气右滞最易使相火上逆，相火上炎会令肺燥火热，而肺又需禀清凉之气才能敛降，所以凉金润燥的药对于肺来说必不可少。凉金润肺的药有很多，我们挑在《神农本草经》上也为上品，而且药食同源的麦冬来讲。

对于麦冬清热润肺的作用，《本草备要》中一句话简洁明了地概括了："微寒能泻肺火，火退则金清，金旺则水生，阴得水养，则火降心宁而精益。"也许以前大家都非常讨厌这样的文字，但现在看这些话，是不是觉得亲切而明白，这是因为我们已经融入中医理论的世界里了，不知不觉中，一切都已变得有趣而简单起来。如果此时你突然觉得莫名的兴奋，请放下手中的书，满怀诚意地向着南边大喊以下几个字——小水牛，你真帅！谢谢！

麦冬以其微寒的天性，泻除了肺火，肺重新被清凉之气所充养，此时肺气能化上的雾气为水，水带着心火下降，心不再躁动，则变得宁静而平和。麦冬与其他清金润肺的药一样，有"清凉润泽，凉金泻热，生津除烦，泽枯润燥"等功效，而且其凉润之性一样会伤害到中土，再加上肺逆上热之病多因土败胃逆，所以治疗上热之病常常需要金土同医。具体的，后面我们还会讲。

独效之药

小水牛把中药融在五脏之中的学习方法基本上就介绍到这里，介绍的药物数量有限，余下的就得靠大家自己去完善了。以五脏为基础，寻找与脏腑个性相符或者相关的中药，把其最根源的功效印在脑海里，结合优秀的本草书籍，在临床上寻找最合适的时机来使用它们。最后介绍一类药物，这类药物也能归为五脏之药，但又拥有非常独特的功效。

治疗奔豚之症最不可或缺的就是甘李根白皮。甘李根白皮入足厥阴肝经，最能下肝气奔冲。中土阳败脾湿，肝木升发受阻，木气就会郁陷。一般情况下，郁陷的木气只不过会冲击脏腑造成疼痛，或者往下疏泄而导致泄利。但如果木气长期郁陷，肝木一直被脾土压抑着，等到土湿挡不住肝木时，木气就会往上冲，压抑越久，上冲的力度就越凶猛，这就是奔豚症。此时治疗的关键，不是解决土湿水寒的根源，而应先将上冲的木气拉下来，这时就需要具有很强的下冲气能力的甘李根白皮。如果像之前那些药一样，追根溯源，甘李根白皮应该是与芍药一样，属于酸涩敛肝的木之药。但其下冲气的个性太强了，所以我们也只会在非常特别的奔豚症时才会用到它。

乌梅是治疗蛔虫必不可少的一味药，原因是其酸味非常强。虫得酸而能伏，乌梅禀其酸味能杀蛔虫。蛔虫喜湿恶燥，治疗虫症要从其生长环境治理起。乌梅杀虫也不只以酸伏虫这么简单，这在后面论蛔虫根源时再详细讲。这里我们先知道乌梅有对抗蛔虫的独特功效，这是其他药物所不具备的。

灶中土是指土灶底部经长年累月烧结而成的黄土块。现在土灶只剩下一些偏远地区还在使用，所以灶中黄土已经成为稀贵的中药资源。灶中土的本质是土，因禀受了灶中的火热，故既能以土性补中，又能以火性燥湿。温中燥湿的灶中土最常用于治疗便血。水寒土湿，乙木郁陷成风，肝风上达受阻，退而往下疏泄，此时肝血随着木气后脱于大便，这就形成了便血。其他温中燥湿的药基本上都不具备治疗便血的功效，那为什么唯独灶中土有这能力呢？灶中土还有一个酷炫的名字叫伏龙肝，相传伏龙是灶神的名字，按照名字解析，伏龙肝应为灶神的肝，那伏龙肝应与肝有关系。"燥湿达木，补中摄血"是《长沙药解》对于灶中土功效的概括，其中达木是令灶中土具有治疗便血这么独特能力的原因。燥湿升木使得土燥木达，木气通达于上，则风清血藏，便血则止。灶中土兼顾土木两性，治土而扶木，是一味治疗便血几乎不可或缺的药，要探究其木性的来源，小水牛认为应从生火的稻草开始思考。

独效药适用范围不像人参、茯苓这样的药那么广，但有极强的针对性，有时候具有独当一面的能力。所以在学习常规五脏之药外，还得掌握这样有独特功效的药。

冰冻三尺非一日之寒，水滴石穿非一日之功。学习中医，首先要学会刻苦，其次再学中医理论，最后才到中药。看起来过程很烦琐，事实上这才是大道该有的魅力，用实践找回灵魂，用能力回击质疑，小水牛能做到，大家一样也可以，加油哇！

第十九论　神惊根源论——略谈"精神"

"精神"普遍被理解为人的意识、思维活动的状态，例如精神焕发、精神恍惚、精神萎靡等。无形的意识状态是我们对精神最表面的认识，而基于这种认识，我们基本上就不知道该怎么去解析它了。无形的东西总显得虚无缥缈，令人无从下手，所以"精神"常常被戴上神秘的面纱。因为其"神秘"，好奇的人很多，研究的人很少，能得出有益结论的人更是凤毛麟角。小水牛不才，今天想试着揭开那令人望而却步的纱巾。

我们从一个人的表情、神态、眼神、动作等外在表现能了解这个人的精神状况，但这种状况只是一种结果，而常常相随的一目了然的活动过程，在研究时却总被我们遗忘。

比如小花是个勤奋努力的孩子，当同学们都出去玩时，她总是一个人在教室里看书、思考问题，所以经过小花的教室，总能看到她那副聚精会神的样子。"聚精会神"是小花的精神状态，而导致这种状态是因为她正集中注意力在学习。小花还爱好运动，每天下午放学，总能看到她在跑道上奔跑时那精神抖擞的模样。"精神抖擞"是小花运动时的精神状态。可是有一天，突然小花既不看书，也不跑步，一下课就趴在桌子上，一副精神不振、疲惫不堪的病态，与平常的精神状态截然相反，原来小花真的病了。而"精神不振"是小花生病时的精神状态。

小花的例子也许能帮助我们提高对精神的认识，一个人的精神状态与其进行相应活动的能力是结合在一起的。小花在学习时表现出聚精会神的状态，这时也体现了她有集中精神思考问题的能力；小花在运动时表现出精神抖擞的状态，这时也体现了她有完成运动的信心和能力；小花在生病时表现出精神不振的状态，这时能看出她并不具备平常聚精会神学习和精神抖擞运动的能力。所以精神与活动能力几乎是拴在一起的，或者可以这么说，精神是一个人活动能力与欲望的体现。精神状态好，人总愿意去接触新鲜事物，对感兴趣的问题有动力去探索，能坚持为梦想而奋斗，有能力去做一切想做的事情。而精神状态差，一切皆为漠然，人恨不得不吃、不喝，一头埋在被窝里，就此长眠。

精神与活动能力有着形影相随的关系，基于这样密切的关系，我们可从活动能力的角度来研究精神，这样就能用易于理解的有形来化解无形的问题。

包括运动、思考、感知在内的所有活动都离不开能量的支持，这能量是阳气，更确切地说是由心宣发的阳气。心宣发阳气的情况决定了活动的能力和欲望，而精神作为人活动能力和欲望的外在表现，当然也就归属于心。

《灵枢·邪客》曰："心者，五脏六腑之大主也，精神之所舍也。"心凭借独一无二的供给阳气的作用，成为五脏六腑的主宰，而精神舍居于此，这蕴含了两种含义：一是精神归心所主；二是因为心起主宰的作用，所以精神的状况能提示整个人的状态。因此，诊断久病之人，多以精神状况来判断疾病凶吉的发展趋势。

由心宣发的阳气支撑着人的一切活动，心阳充足则人具备完成活动的能力，精神饱满而充沛。心阳不足则人不具备完成活动的能力，精神萎靡而衰惫。精神状况与心阳有着直接的关系，所以我们只要以心阳为切入点，就能很好地解析"精神"。

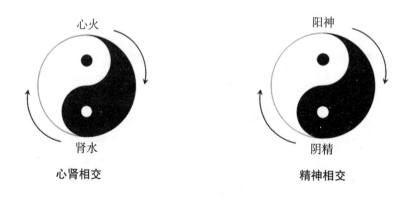

心肾相交   精神相交

心阳亦称君火，其火的源头为肾中的阳气，肾阳温升于肝而化木气，木气升达而为君火。在这过程中，肾水随行于上，所以君火于纯阳中胎阴气。凭借此阴根，君火发而不飞扬，相火随肺胃右降于肾水中则阳根秘固，阳根秘固则阳又能升而化君火。这样一个循环，保证了君火生生不息。考虑心火，不能只局限于讨论阳盛与阳虚这两方面，得考虑整个圆运动。对于精神的理解，不必把圆运动分得那么细，只需要简化为心肾相交即可。

　　心肾相交对于我们来说只不过是圆运动的简化而已，可是对于别的派系的中医们来说，这是一个晦涩难懂的知识点。火性上炎为何能下交于水？水性下沉为何又能上行于火？这样水火既济的问题，可以难倒一大批人。所以单就这一点而言，我们是幸运的，甚至可以说我们是强大的。心火与肾水相交，而精神受心火所主，所以影响精神状态的因素也可以拆分成相交的形式。

　　《医碥·遗精》曰："精者，水也。天一生水，原于有生之初，而成于水谷之滋长，五脏俱有而属于肾。"无论是先天之精，还是后天之精，都是肾水而已。《四圣心源·精神》曰："神胎于魂而发于心，而实根于坎阳。"神发于心，心禀火而能发，无论元神还是识神均是以火为能量，发挥调控全身或任物的功能罢了。精神相交，实际上就是水火相交，而这整个相交的结果决定了心火的状况，进而决定了精神的状态。

　　《四圣心源·神惊》曰："神发于心而交于肾，则神清而不摇。"神与精相交，则肾水上行而敛心火，心火下降而温肾水，水温火清能令精神达到一个最佳状态——气清而神旺。气清神旺是什么感觉呢？精神饱满而又能保持平静，有一股淡淡的愉悦感，感冒、发烧睡了一晚后，病愈第二天那种说不出的美好感觉就为气清神旺。

　　我们说心火决定了精神状态，而心火并不是越旺盛越好，旺中有收才符合大道，所以精神状态并不能一味追求"神采奕奕"。神与精相交，使得心火旺而能敛，故神旺而能清才是精神的最佳状态。如果精神相交出了问题，就会使得精神出现异常，下面就讲讲其中一个异常——神惊。

　　君火依靠脾土和肝木的升达而达到旺盛，相火随胆胃右降而下充肾阳，肾阳秘固则君火之源根深，所以心安而神定。心为君主之官，古代的君主最害怕什么？没有子嗣，无人继承皇位，大好河山恐止于自己这一代，一想到此等问题自然就会惊慌失措。心作为君主之官亦会有相同的惊恐，君火支撑着人所有的活动，火一熄，人即亡。所以君火必然要有子嗣前赴后继地接替其"皇位"，不然人就会惊慌不安。换句话说，君火不能熄灭，得有阳气源源不断地补充上来，而这个补充的阳气就来源于君火敛降而成。

　　《四圣心源·神惊》曰："相火即君火之佐，相火下秘则君火根深而不飞动，是以心定而神安。"肾阳是君火之根，但实际却为君火所养。相火由君火化生而成，它下行替君火完成供养阳根的任务。而若相火不降，神不交精，阳根失养，君火于上外泄则人就会神惊不安。

　　神惊是指人略微受到刺激就会紧张不安。火不下行，阳根渐失，君火供养不了阳根，此时受到点刺激就容易害怕、惊慌。顺便说一下，惊恐虽常常合用，但惊和恐却是有区别的。惊是上火不敛降，阳根失养所致；恐是火已降不升，肾阳不再上生君火，君火处在一个真正无根的状态，此时生命已受到威胁，所以恐惧。

　　治疗神惊远比论清楚神惊要简单得多，降收相火，令阳神闭藏，则君火根深，神惊自除。相火之收，赖肺胆沉敛，而归根靠胃土右降。胃土不降大都由于土湿，所以燥土降胃、敛胆收火为治疗神惊的核心法则。

金鼎汤

甘草二钱	茯苓三钱	半夏三钱	桂枝三钱
芍药三钱	龙骨二钱	牡蛎三钱	

煎大半杯，温服。

　　甘草、茯苓，培土燥湿；半夏降胃气；桂枝、芍药，达木敛胆；龙骨、牡蛎，藏精聚神。全方降胃敛胆，令相火下秘，而阳降根深，神定心安。

　　龙骨和牡蛎藏精聚神，经常被用于治疗失眠和心悸。这两味药常会在心肾不交时被人提到。两者皆味咸，性微寒，寒性能清金泻热，敛降心神而止惊，咸味能直入肾脏而保精血。龙骨、牡蛎入手少阴心经和足少阴肾经，其作用推动了神下交精的整个过程，也就是对整个圆运动的右降都有帮助。所以这两味药被众多名医所推崇，其中就包括著名《医学衷中参西录》的作者——张锡纯。

　　神惊只是精神疾病的一个问题，五情显现、精神萎靡、癫狂等都是精神疾病。精神的问题谨守精神相交、水火既济便可。而剖析精神，就从活动能力与欲望入手，以有形之实化解无形之虚。这样，或许精神就不再空洞缥缈了。

第二十论　精遗根源论——疾病无羞，伟哥害人

现代小说之父，法国作家司汤达曾说过："羞耻心是人的第二件内衣。"正如大多数人都会穿内衣一样，很多人都有羞耻心。当然仍有一部分人没有，而这些人是极度危险和残暴的，所以用教育来唤醒他的羞耻心依然有必要。内衣是要藏起来的，羞耻心作为第二件内衣，当然也要藏起来，但是有时候却非掀开不可，不掀可能会有生命危险。

小水牛知道涉及生命的话题，总能吸引大家的注意。是的，在这个和平的年代，只有先活下来，其他一切才有意义。伟大的物理学家霍金说过一句非常简单却又近乎真理的话："活着就有希望。"

请大家在生病的时候牢记霍金这句话，抛开我们的羞耻心，把该说的都跟医生讲，让医生尽可能详细地了解我们的情况，这样我们才能得到更好的治疗，最终顺利活下去。

如果换个角度，我们是医生，首先要知道并不是所有人对生命都有如此高的觉悟。病人往往因为羞耻心作祟，不好意思告诉我们一些极为隐私的情况，而这些情况又往往是治疗疾病重要的线索，如若不知，我们治病时就会像盲人摸象一样，很难全面了解病情。那怎么办呢？病人不说，我们可以问呀，不过这问的技巧就得有讲究了。既不伤害病人的自尊，又得揭开他们的"第二件内衣"，这不是一件容易的事，一不小心就会变成流氓。小水牛觉得，真诚地对待病人，像照顾自己的孩子那样去了解他们，往往他们就能像自己的孩子一样把一切都告诉我们。如果我们还是把病人当成陌生人，那治病的过程必然坎坷。因为没有一个正常人会在陌生人面前褪掉内衣，袒露最真实的自我。

在疾病面前就要把羞耻心先收起来，如果病人和医生拥有这样的共识，一切就会顺利很多，而这种共识的价值在治疗精遗上展现得淋漓尽致。

　　根据"一外""二内""三根""四除"这学习和治病的四大流程，了解疾病症状和收集症状的"一外"是对抗疾病的首要步骤。"一外"通常会是一个较为轻松的过程，但如果是对付精遗这样的疾病就变得困难起来了。病人很多时候都不愿意告诉医生，自己遗精或者其他非常私隐的问题。而如果医生不通过问诊知道病人有遗精的问题，凭借舌诊、脉诊来了解是一件异常困难的事情。只有知道遗精了，治疗的方向才能确定，才可能药到病除。如若不知，怎么治也是在瞎治。如若不闻，疾病理论分析得再清楚也不过是徒劳。

　　精遗是阴脱的一种具体形式，精液自流是精遗的外在表现。我们知道，圆运动的左运动停滞，肝脾不升，阴精升散受阻，驰走于下而导致阴脱。精遗属于阴脱的范围，其疾病根源当然与此一致，故《四圣心源·精遗》曰："精不交神，乃病遗泄，其原由于肝脾之不升。"以治疗阴脱的乌肝汤治精遗病固然也能解决问题，可精遗是更加具体的一种病，其分析过程不应仅仅停在圆运动左升停滞这个大思想中，得更细致，所以乌肝汤对于精遗来说并不完美。

　　阴精本来藏在肾里，随肝木、脾土左升于心，与阳神相交。肾阳是阴精上行最初的动力，肾阳秘固是精能上行交神的前提。如果阳虚肾寒，阴精缺少了支撑其上行的能量，就会停留于肾脏，待水满则溢流而出。这是最轻微的精遗，精待满而溢，表现得就像水龙头没关实一样，偶尔外流几滴而已，此时以暖水升阳治之即可。

　　可是精遗的症状并非都这么和缓，有时"流溢不止"，甚至"宗筋常举，精液时流"。阴性沉敛，如果阴精只是陷于肾中，不至于外流得那么厉害。所以若阴精已经流溢不止，一定是有一种力在推它往外流，而这个力常常是郁陷于下的肝木。

　　《四圣心源·精遗》曰："壬水失藏，则阳泄而肾寒，水寒不能生木，木气下郁，则生疏泄。"水寒没有阳气生木，木气衰弱；阳衰土湿，木气不达，所以水寒土湿，导致了木气郁陷于下。木气为疏泄之性，郁陷于下，疏泄的作用方向亦往下。这时下郁的木气往下疏泄肾精，故精流溢不止。如果木郁久化热，疏泄之力会变得更强，充斥宗筋，使其常举而不倒。子夜之后到清晨是精遗多发的时间段，因为这段时间初阳刚生，木气逐渐旺盛，疏泄之力越发强大，但因为土湿，木仍不能上达，所以下泄之力变得更强，遗精则更容易发生。综合地看，精遗的治疗除了让精上交于神外，还要清风柔木。

玉池汤

甘草二钱　　茯苓三钱　　桂枝三钱　　芍药三钱

龙骨二钱　　牡蛎三钱　　附子三钱　　砂仁一钱

煎大半杯，温服。

甘草、茯苓，培土燥湿；附子暖肾补阳；砂仁禀其香气于下，行水郁，理浊阴；桂枝、芍药，疏木清风；龙骨、牡蛎，收敛肾精。全方温阳燥湿，疏肝清风，行郁敛精。令阳能左升，精能上交于神，使得木清风静，下泄之力除，遗精自止。

如果肝木郁陷化热明显，可以倍用芍药清肝热，甚至可以用阿胶来柔木清风。但正如之前论阴脱时说的那样，不能因为看到阴在外脱，就重用补阴敛阴的药，这些滋润固涩的药容易败阳助湿，使得阳气生发更为困难。所以用滋阴填精的左归丸来治疗精遗病的这类方法，看似能解燃眉之急，事实上却害人不浅。

本论的最后，我们来谈谈宗筋举与不举的问题。《素问·痿论》曰："入房太甚，宗筋弛纵，发为筋痿，及为白淫。"正如大家所想的那样，宗筋指的正是阴茎。宗筋举起是木气充盈于阴茎的表现，有病态和常态之分。精遗病的举是郁陷的木气充斥于下的表现，此时木气下盛上虚，故为病态。因为性交或者意淫而导致的举为常态，此时木气上下皆盛。清风柔木能解决病态的宗筋常举，那宗筋不举又该怎么办呢？

木气充盈于下，宗筋则举。那宗筋不举，必然是因为木气没法充盈。所谓的伟哥或印度神油之所以效果迅速、明显，是因为它们能在短时间内将身体的木气召集在阴茎，这种拆东墙补西墙的方法弊远远大于利。原本木气已经衰弱，还毕其功于一役，事后木火更衰，待火灭木萎，人也就差不多了，所以服伟哥真的是在用生命去换取激情。对此，国医大师邓铁涛有个十分贴切的比喻："病马走不动，猛施鞭打使之奔跑，不死何待？"

虚则补之，木气既然是因为虚衰才无法充盈，那补阳达木就可以啦。治疗不举，小水牛推荐本论的玉池汤，如果实在心急如焚，可稍加鹿茸。

第二十一论　腹痛根源论——兼论疼痛的原因

痛？为什么会痛？怎么样才会导致痛？这样近乎常识的问题却往往会因为它的平常而被人忽视。彻底认识问题是彻底解决问题的关键，养成剖析每一个症状产生原因的习惯，以后才有能力去思考复杂的疾病。

有一次上课时听到老师说："痛的原因有两个：一个是不通则痛，一个是不荣则痛。"就像老师说的那样，大多数人在谈到疼痛的原因时，都能脱口而出"不通则痛"和"不荣则痛"这两个词，然而小水牛认为像"不荣则痛""不通则痛""热极生寒"等这类概括性的短语必须在解析透彻后才能用来治病，不然中医就没科学性可言了。

那"不通则痛"是什么情况呢？气或血在运行的道路上因为遇到阻碍了，原本能走的路现在没法走，气、血就会蓄积而产生一个向外推挤的力，这个力作用于脏腑经络就会痛（这一刻我俨然回到了物理课代表的时代，哈哈）。简单地说，气血被堵住后就会拼命往外挤，这样附近的脏腑经络就像挨揍一样，便会产生疼痛感。这就是"不通则痛"的原因。

依小水牛的愚见，只有受到力的撞击才会痛，所以"不荣则痛"在因果关系上并不成立。气血的运动是协同而行的，有气的地方就有血，而若出现不荣一定是因为不通。因为不通的地方，阳气会烧耗阴血，造成血枯，气动成风而攻击脏腑经络，这个过程就产生两个结果：不荣和痛，所以人们就有"不荣则痛"的认识。事实上"不荣"和"痛"是一起出现的症状，并不是因果关系。疼痛的直接原因是存在攻击，而归根结底是因为气血不通，这跟荣不荣没本质关系。《素问·举痛论》曰："经脉流行不止，环周不休，寒气入经而稽迟，泣而不行，客于脉外则血少，客于脉中则气不通，故卒然而痛。"后人就是以这句话为理论依据，将疼痛发生的原因分为"不通则痛""不荣则痛"。可是如果我们认真分析这句话，便会发现岐伯认为疼痛发生的根本前提是"泣而不行",而这正与气血不通是疼痛根源的观点不谋而合了。提出"医门八法"的清朝名医程国彭,在其著作《医学心悟》中也提到了相似的观点,他说:"所谓热则流通,寒则凝塞,通则不痛,痛则不通也。"

失荣的痛,是因为气直接攻击失去血保护的脏腑,所以会更加刺痛。不通的痛,是因为脏腑有血的保护,所以一般为胀痛。力的攻击导致了痛,而攻击力最厉害的莫过于木气。木主疏泄,故气血能行而不滞。如果一些原因使木气停滞了,其强大的疏泄力会变成对脏腑的冲击力,所以因木滞而产生的痛一般都较剧烈。而肝又主血,郁滞的木气耗血,这个时候就会非常非常痛。好多女生来月经时那种天昏地暗的痛,大多就是这种痛。下面我们来说一说木郁导致的腹痛。

腹痛有两种,一种少腹痛,另一种心胸痛。少腹痛是因脾土湿陷,肝木升发受阻,木之枝叶不能上发,横塞于下而攻击脾土。心胸痛是因胃土逆滞,胆木下降受困,木之根本不能下培,盘郁于上而攻击戊土。乙木从下往上升,甲木从上往下降;乙木行于内,而甲木行于外。所以,乙木郁则痛在下的脏腑,甲木郁则痛在上的胸肋。这里有个问题,甲木随足少阳胆经,经过胸肋行于外,可甲木是因为戊土的阻挡而郁滞,疏泄之力化成攻击力攻击戊土的,按理痛的地方应该是戊土呀,怎么是心胸痛呢?其实当戊土挡住了甲木的去处时,甲木越郁越疏,其疏泄力会向四周攻击,这个时候戊土所在的地方当然会痛,但在甲木郁陷附近的脏腑经络也会被攻击,充满甲木的经络疼痛尤其明显,所以足少阳胆经经过的地方如心胸,疼痛异常明显。

在这里,脾土、胃土都扮演了一个阻挡者的角色,所以脾不升、胃不降是导致不通的根本原因。因为脾胃的问题导致自己被克和附近的兄弟也被攻击,有点害人也害己的意思。故治理好脾胃,清除气机运行的障碍,变不通为通是治疗腹痛的根本法则。

清除了阻挡者之后,也得治理攻击者,也就是郁滞的甲木和乙木。因为乙木主气风木,而甲木以风木之气从化相火,所以乙木病则风多热少,甲木病则热多风少。治疗攻击者,乙木着重治风,甲木着重于治热。风为木性,从这里我们也可以知道,少腹痛会比心胸痛更令人难受,而事实往往亦如此。

治疗少腹痛之方

姜苓桂枝汤

桂枝三钱　　　芍药三钱　　甘草二钱　　　茯苓三钱

干姜二钱

煎大半杯，温服。

甘草、茯苓，培土燥湿，干姜温中。三者合用，祛土湿，升脾阳，从而解除阻挡，为乙木升达打开一个出口。桂枝升木，芍药清木风，二者合用，瓦解掉攻击部队。全方升脾达肝，变不通为通，木气通达则疼痛止。

治疗心胸痛之方

柴胡桂枝鳖甲汤

柴胡三钱　　　鳖甲（醋炙）三钱　　　甘草二钱　　　桂枝三钱

半夏三钱　　　芍药三钱　　　　　茯苓三钱

煎大半杯，温服。

甘草、茯苓、半夏，培土燥湿降胃，这也是先清除阻挡，为甲木降收打开一个出口；芍药清木风；桂枝达乙木而降甲木。因为甲乙相表里，乙木升则甲木能降，但通过升乙木来降甲木，效果比较慢，所以再用鳖甲、柴胡助敛胆收甲木之力。全方降胃敛胆，令停滞的胆木往下通行，心胸自然不痛。

少腹痛剧欲死、四肢冰冷、唇口指甲青白的人，脾土湿寒已经非常严重，大量的木气都被阻挡而郁陷，故疼痛剧烈；木升达不了，形成不了阳火，导致全身阳虚而冷。此时需要重用茯苓、甘草，泻湿培土，把阻挡的土湿燥化，然后用姜、椒、附、桂来驱寒以达木郁。在这里要注意一点：在少腹疼痛、四肢冰冷的情况下，重用的是培土燥湿的甘草、茯苓，并不是附子等大热的药。因为培土燥湿、打通阻碍是治疗腹痛的关键，如果阻碍没清除而用大热的药，也许会导致郁陷的木气更旺，疼痛加剧。

面对越危险的疾病就越要弄清楚导致疾病的根源，只有把握住最本质的矛盾，才能在有限的时间内化险为夷。

肝郁木气聚而成风，风动耗血，此时宜加芍药、阿胶、首乌之类，以荣木息风。木荣风退时，当立减补血药，以免败土气。甲木逆而上热，则用芍药、柴胡、黄连以泄风热。但是量要注意，切莫过大，否则败了土气，胃不右降，火最终也是白清。

第二十二论　腰痛根源论——纵欲过度最伤身

腰痛作为常见的疾病，普遍存在于在各行各业辛勤工作的劳动人民身上。在烈日下挥洒汗水、拼命劳作的农民伯伯总会干到腰酸背痛才愿意休息；久坐电脑前的白领们没日没夜地为未来而奋斗，根本没空顾及腰痛这个顽疾；日夜穿梭于城市各街道的司机们，无不苦于腰痛这个职业病；在如火如荼开展城市建设的工人们……

作为医疗工作者，我们当然有责任去解决这个几乎困扰各行业劳动者的疾病。导致腰痛的原因到底是什么呢？为何这么多人有这个疾病呢？

《四圣心源·腰痛根源》曰："肾居脊骨七节之中，正在腰间，水寒不能生木，木陷于水，结塞盘郁，是以痛作。"黄元御不愧是从普通民间大夫一跃成为乾隆皇帝私人医生的大神，常常用一句话就能简洁明了地把大家都认为复杂的知识介绍清楚，不得不膜拜呀。

相比大神，小水牛充其量是只小妖。刚刚费尽心血才得以论清一个小问题，那就是痛的原因皆因不通。所以腰疼当然也是因为气血不通，而腰的位置正是肾之所在，故一切得从肾水说起。

在五行相生理论中，木生于水，可殊不知"生于水者，实生于水中之火"也。木气升达于上而为少阴君火，所以火为木之子。少阳相火藏降于下而为肾阳，肾阳温升而为木气，所以火也为木之母。既是母亲又是儿子，凌乱吧？

事实上，早在第一次谈论五行时，小水牛就曾向大家传递这样的信息：不能死板地认为五行之间的生克是固定的一物生一物，一物克一物。五行皆阴阳相互氤氲而成，阴阳的变化呈现圆的循环规律，所以五行也要顺着"圆"规律来看。故黄老说："阴阳生长之理，本自循环，木固生火，而火亦生木。"

木生于水，实则生于水中的阳气。所以只有肾中阳根温暖，生机益然，木气才会源源不断地从肾水中生发出来。如果肾水冰寒，化生木气的阳气不足，原本要升于东方的初木突破不了肾水的束缚，郁陷在水中。木气的疏泄之力成为破坏力，攻击肾脏及其附近的经络，腰就会疼痛。

使得木气抑郁于下而致腰疼还有个原因，那就是土湿。"火旺则土燥，水旺则土湿，太阴脾土之湿，水气之所移也。"木气携寒水上升至脾土，导致脾湿阳衰，而脾土阴湿，木气必然会下陷，陷而不已，又堕回肾水，所以木气抑遏于下而腰痛作也。

这里有个问题要解决，刚刚才说水寒不生木，那携寒水上行到脾土的木气从哪里来？小水牛之前也被这个问题困扰许久，后来发现令我们有这样疑问的很大原因是因为古人在表达观点时过于偏激，而这种偏激在黄元御这种天才的身上也表现得淋漓尽致。

水寒必然生不了木，但活着的人肾水不可能为千年寒冰，总会有温气存于里面，所以不管什么情况总有一些木气能升达于上。同样的道理，黄老总说土湿脾阳不升，但是一定会有阳升于上而为心火，不然人就会死。所以古人在讲述道理时说到的心火不敛、肺气不降、肾水不升、肝血不达、脾土不运等都是留有余地的，并不是真的病入极致。阴阳完全不升不降只有等到"人永远睡着了"才会发生。

偏激的表达方式有助于我们理解逻辑，但这就要求我们得自己理解最确切的情况。

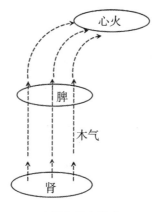

木气生长之常态

水暖土燥，木气发荣，升发于上为心火。在健康状态下，木气从下之肾水通畅无阻地缓缓升于上，人心情顺畅，精力充沛。

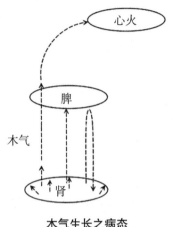

木气生长之病态

水寒土湿，木气升发的过程不再通畅。首先因为肾水寒，水中的阳气微弱，能升发出来的木气不足，大多的木气都抑郁在肾中；而那一部分能升于上的木气，与平常一样把水气带到脾土，这时脾土得到的阴水远多于阳气，所以脾土湿寒；脾土湿寒进而导致从水升于上的木气抑郁于中土，此时木气攻击脾土而腹痛；因为土湿而郁陷的木气会往下行，泄下之精或堕于肾中。所有郁陷于水中的木气，结塞攻击肾脏，所以病腰痛。

上一论治疗少腹痛以燥湿升木为主，但也论了若出现四肢厥冷等严重阳虚症状，要用附子、川椒等大热药。这些热药除了驱寒达木外，更重要的是温补肾水，以补阳根。这也说明了，在治疗木郁克土的腹痛时，除了疏木外，也要注意生木之源。

拥有这样的逻辑图，这下我们可以站着说话，因为腰不会再疼了。

桂枝姜附阿胶汤

茯苓三钱　　　桂枝三钱　　　甘草二钱　　　干姜三钱

附子三钱　　　阿胶（炒，研）三钱

煎大半杯，温服。

附子温暖肾水，令生意盎然；干姜温补脾阳；甘草、茯苓，培土燥湿；桂枝达木；阿胶清风柔木。全方治疗方向为"木生于水，水暖木荣，生发而不郁塞，所以不痛"。桂枝姜附阿胶汤温补了肾阳，令水暖而能生木；温土燥湿，使得土燥脾升，令肝木升达之路通畅；最后达木疏肝，增加了木气上升的动力。木气能生，升而不阻，行而有力，一气飞腾于上，无有疼痛之理。

平时一说到腰疼，大家总会开玩笑说，是不是房事过多呀？房事过多真的会容易腰疼吗？答案是肯定的。"色过而腰痛者，精亡而气泄也。"进行房事的过程中，剧烈的运动会消耗大量的阳气，而过度高潮会伤精，外排肾精时会顺走精中的阳气。纵欲伤精，阳根败泄，所以"喜爱夜蒲"的人往往容易肾阳亏虚。再加之颠倒作息时间、吸烟、酗酒等坏习惯，大多数夜店达人的问题都已不是腰痛这么简单了。

英国科学癌症研究中心曾随机挑取1000名30～50岁的癌症病人做研究，发现其中99.3%的人长年熬夜，这里面有大部分人是因为天天赶时髦、泡酒吧才不睡觉的。

第二十三论 气滞气积根源论——谈谈补与泻的运用

《素问·三部九候论》曰："帝曰：以候奈何？岐伯曰：必先度其形之肥瘦，以调其气之虚实，实则泻之，虚则补之。"正如岐伯回答的那样，疾病的治疗通常都是"调气之虚实"，而采用的方法皆为"实则泻之，虚则补之"。

知之非难，行之却不易，"实则泻之，虚则补之"在实际的运用中并没那么容易。因为疾病并不都是简单的虚或实，不然我们只需要立补阳、补阴、泻阳、泻阴四方就可以通疗百病。疾病虽然不能简单地用补或泻来治疗，但是每一种治疗方法却无不由补和泻组成。那么泻与补这两种方法在复杂的疾病治疗中该怎么运用，两者之间又该如何协调呢？莫急，泡上一杯清茶，把问题暂且搁置于此，我们先来谈谈气滞和气积。

气滞根源——气在上莫能降

心火右转化为肺气，气以清凉之性能降敛于下，全身的气皆由肺气凉降宣发。所以肺气以降为顺，以逆为病。而导致肺气逆升的根源在于胃土。胃土不降，肺下行的路受堵了，气就停滞在肺中，造成胸膈右肋痞闷，可能还伴随咳嗽、嗳气、喘满等肺气上逆的症状。

胃气不降，相火亦无下行之路，此时相火会上炎，灼伤肺金。所以气滞病的情况是肺气壅滞而不降，相火上炎而不敛。治疗应以清肺热、降胃气为法则。可是要注意两点：一是相火上炎而不降，肾水得不到火的温暖，下必然生寒；二是胃逆的根源在土湿，阳衰土湿，中气不运，脾阳不升才导致胃阴不降。基于这两点，清凉润肺之力不可以过强，若清凉的药伤了中气，益了肾寒，就会导致"肺胃愈逆，上热弥增，无有愈期也"。

下气汤

甘草二钱　　半夏三钱　　茯苓三钱　　五味子一钱

杏仁三钱　　橘皮二钱　　贝母二钱　　芍药二钱

煎大半杯，温服。

甘草、茯苓，培土燥湿；半夏降收胃气；贝母、五味子，清金敛肺；芍药清泻胆热；杏仁、橘皮，行气开胸。全方收肺胃，清上热，兼行滞气。胃土一降则肺气下行的路立即开通，此时配伍行气药，下行之力更强，肺滞的症状立减。

黄老在论下气汤时并没做过多的解释，也许在他心里这只是一首普通治疗气滞的方而已，但这个方却被麻瑞亭用了一辈子。麻瑞亭是黄元御第五代弟子，现代研究圆运动思想的翘楚。麻瑞亭擅用下气汤，擅用到外行的人看了《麻瑞亭治验集》后，会以为下气汤可以通治百病。麻老能以下气汤治疗众多疾病是有原因的，而这个原因就藏在了下气汤里。

降胃敛肺，清热行气是下气汤的作用。看似很普通，实际上把整个圆运动右边都囊括了。甘草、茯苓、半夏，这三者理中州，贝母、芍药凉肺清热，五味子酸收肺气，陈皮、杏仁利气行滞。全方令气能右降于肾水，使得上清而下温。麻瑞亭在此基础上去掉五味子与贝母，加上了柔肝的首乌和疏木的牡丹皮，经过这样一加减，下气汤从专注于降肺气变成既能右降肺金，又可左升肝木。这样的下气汤"握中央而驭四旁，复升降而交水火"，所以大多疾病可用此加减来治疗。要知道下气汤只是《四圣心源》里普通的一个方，却铸就了麻瑞亭这样的大名医。那如果将《四圣心源》里所有的方都研究透彻，即使成不了大名医，我们当个小名医应该也是可以的。所以，加油吧。

气积根源——气在下莫能升

气滞是戊土不降，辛金不敛，肺气塞滞于上所致。然而即使肺气能从上降于下，气仍有可能会发生聚积不行的情况，只不过停滞的位置不再是肺，而变成了肝，这就是气积。《四圣心源·气积》曰："盖气在上焦则宜降，而既降于下，则又宜升。"

位于上焦的肺气需要降于下，不然就会导致气滞。而肺气降于下，藏于水后，又需要升于上。位于下的气以肝木的形式升发于上，若肝气旺盛气则升，若肝气衰，气无力升达就会陷于下，积于肚脐周围的腹部。年老体弱的人较容易发生气积，而有些重疾的病人到了最后往往肚子会鼓得像个球一样，这也是气积症状。无论是年老体弱，还是患有重疾的人，他们都有一个共同的特点，那就是生气不足，气降收之后，无力升举，所以全鼓陷于下。

生气不足是导致气积的主要原因，所以治疗气积当以补肝升阳为主。而肝气的升达得依赖脾阳协助，故升脾补肝是治疗气积的定法。

达郁汤

桂枝三钱　　干姜三钱　　鳖甲（醋炙焦，研）三钱

甘草二钱　　茯苓三钱　　砂仁一钱

煎大半杯，温服。

甘草、茯苓，培土燥湿（若有必要，茯苓的量可加大。此方中茯苓燥湿之力是其次，主要取其升脾阳之功）；干姜补木中温气，桂枝达木，二者配伍起到补木气的作用；砂仁行土郁，调气滞，起松土之意；鳖甲消瘀破积，行松木之能。砂仁与鳖甲共调中下郁积之气，是达郁汤中仅有的两味解郁行气药。全方补肝脾以升阳，兼行血中之滞气，令肝气升达，积气自散。

气停滞在肺为气滞，聚积在肝为气积，从表面的症状看，都为实证，应该用破气行滞的泻法治疗。通过刚刚的分析，我们知道无论气滞还是气积，中气皆虚衰不转，应该用培土补中的补法治疗。这样就产生了一个矛盾，补法会令气积滞加重，泻法会令中气更衰，正如黄老所说："破之其本更虚，补之其标更实。"那应该怎么处理这个矛盾呢？

虚则补之，实则泻之。中气虚则补中，气积滞则泄气。所以下气汤和达郁汤皆运用了补中泄气的方法。补中有泻、泻中有补，这种半补半泻的方法听起来很新鲜，实际上大多数疾病的治疗都是运用这样的方法。而半补半泻的经典方也是随处可见，如李东垣的补脾胃泻阴火升阳汤、泻南补北的代表方交泰丸。

偏补和偏泻的选择是半补半泻法的灵魂。气滞和气积的治疗皆运用了半补半泻的方法，但肺主藏气，肺之气旺而肝之气虚，所以治疗肺气滞时，得偏于泄气开滞；而治疗肝气积时，得偏于补肝生气。面对需要同时兼顾虚实的疾病时，参考气滞和气积的论治，欲加大泻力时想想有没有实的资本，要着重补法时看看有没有虚的空

间。偏补、偏泻的选择，事实上还是立足于"实则泻之，虚则补之"。

曾几何时，我一度以为"实则泻之，虚则补之"与"热则脱衣，冷则穿裳"一样，根本不值一提。现在想想，不值一提的原是年少轻狂的我呀。

第二十四论　血瘀根源论——大树理论

对于导致血瘀的原因，黄元御是这么说的："坎阳虚亏，不能生发乙木，温气衰损，故木陷而血瘀。"又是温气虚衰，肝木郁陷，这跟气积的根源是一样的呀，那岂不是用达郁汤来治疗就可以了？这样真的可行吗？莫急，等我们深入了解血瘀后，自然就会知道答案。

血藏于肝，由肾水化生而来。血中藏有由肾阳而化的温气，所以血性温和而能行散。如果血中的温气衰少，阴血就会凝结而不行，这就导致了血瘀。温气虚少即为生气不足，与气积一样，原因都为脾虚肝弱。脾虚肝陷，生气遏抑于下，血得不到温气则寒凝不行。肝脾下陷使得木气下郁，常会导致下热，故《四圣心源·血瘀》曰："温气抑郁，火胎沦陷，往往变而为热。"问题来了，我们刚说，导致血瘀的原因是血中的温气虚少，那现在肝气下郁已经化热了，于理血得热应该就不瘀滞了，可是血瘀和肝热还是常常一起发生，这到底是为什么呢？

肝主藏血，肝气升达，则血从肝经由血脉灌注到脏腑经络，使得全身受肝血的滋养。

以肝为干，血脉为枝，构成了人体整个血液网，如同一棵大树。故小水牛将以下的内容称为"大树理论"。血藏于肝，经血脉流向其他脏腑和经络。肝是血的源头，肝的状况决定了血的质量和流动情况，所以血的问题从肝治是最根本和最有效的。血病的根源在于肝，但要注意的是血发生病变的地方不一定就在肝，整棵大树都有可能，而平常是病在树枝，若病在树干则已是危症。

因为肝木不能升达，温气无法疏散，血脉和其他脏腑中的血凝瘀而不行，所以出现面色黧黑、舌紫唇暗、肌肤干枯等血瘀症状。血瘀基本上不会发生在肝里，所以即使木气下陷化热，血该瘀还是会瘀。事实上血瘀要是发生在肝，会是一件很恐怖的事情。肝主藏血，全身的血皆由肝所灌注，如果连肝都发生了血瘀，全身的血会停滞不行，病人必不久于人世。此时得急用回阳救逆的四逆汤，瞬间提供强大的木气和火气，化了肝中的瘀血后，人才有一线生机。

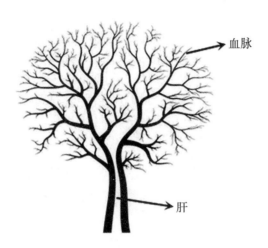

血脉

肝

"肝—血脉"之大树理论

血瘀一般只发生在经络里，而其原因仍旧是温气衰损，所以治疗得以补肝升脾为核心。这与气积是一样的，不同的是气积发生在树干（肝），而血瘀发生在树枝（经络），所以治疗血瘀还得兼疏经通络以除经络中的瘀血。

破瘀汤

甘草二钱	茯苓三钱	牡丹皮三钱	桂枝三钱
丹参三钱	桃仁三钱	干姜三钱	首乌三钱

煎大半杯，温服。

甘草、茯苓，培土燥湿；干姜、桂枝，补阳达木；牡丹皮疏肝清风；丹参、桃仁行脉化瘀；首乌滋木生血，以生新血。全方补肝升脾兼通行血脉，使温气升达，阴血得阳气而通行，血瘀自止。

丹参和桃仁两者皆作用于血脉，丹参具有疏通血脉的作用，桃仁能破血化瘀，两味药合用，既能行又能破，清除瘀血之力缓和而高效。破瘀汤即解决血瘀根源，又治理了瘀血，标本并治，干枝皆顺。如果肾阳亏虚，无阳生木，可适当用附子温水生阳。如果肝郁化热，则可倍加辛凉疏利的牡丹皮。此时不适合用收敛风木的芍药，因其收性与丹参、桃仁的通性相对。

当我们熟悉了圆运动理论后，分析疾病似乎就变得简单起来，但大家可能已经发现了，很多疾病的根源都极其相似，甚至可以说是一样的，就比如血瘀和气积。疾病根源一样，药方相似度也高，这样的相似性导致了有些人会觉得这些病和这些方根本就没区别。而一旦形成了这种想法，以后治病开方就会随意，觉得只要符合根源就行，不再潜精研思，慢慢地我们就会有沦为庸医的危险。

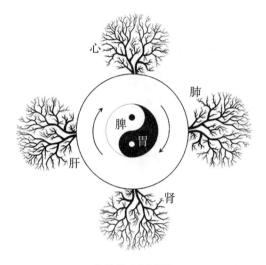

完整的大树理论

六气圆运动是中医理论的主干，但我们别忘了，圆运动的作用是为了将六气输送到全身。比如肝木左升除了生心火外，更重要的是将肝气疏布于全身；肺金右降除了化肾水外，更重要的是将肺气降洒到全身。六气圆运动以树枝的形式发散出去，形成了一个更为复杂的系统。每个脏腑就像一棵大树的树干，皆能通过其枝输送精气，以影响全身。所以当圆运动有一个方面出问题时，常常先是树枝出问题，而树枝又是如此繁多，所以造成了同一个疾病根源下，有许多不同的疾病，这就是大树理论。

小水牛把大树理论分享出来，就是想告诉大家，疾病的根源虽然都离不开圆运动，但疾病分干病和枝病。当面对根源相同的疾病时，我们要去分析疾病是发生在枝还是干，然后选取更为准确的治疗方法。不能因为疾病和药方相似而自以为就是相同，差之毫厘往往谬之千里。

第二十五论 衄血吐血根源论——血在上宜降

一遇到流鼻血、吐血、便血、尿血（特别是后三者）时，人们立马就会心一惊，脚一软，觉得大事不妙，赶紧把人往医院送。

大多数人在学习中医时，面对大出血、昏厥、水肿等重症时，基本上都不会太用心，因为他们觉得这种大场面用不上中医，学了也没有用武之地。正因有这样的想法，当真正面对这些危急的疾病时，我们根本无能为力，所以也只能"见死不救"，将病人推向西医。大家总因中医在这个社会受到不公平对待而愤愤不平，但平心静气地想想，在关键时候只会推卸责任、没有担当的中医凭什么值得别人去尊重？

自身得有过硬的本事，才有资格去争取更大的舞台，否则就成了只会喋喋不休的怨妇。所以越是危急的疾病，我们越要学得好。只有拥有这样不惧责任，勇于挑战的魄力，中医才有机会站起来接受人们发自内心认可的掌声呀。

出血根据血脱的地方，可分为上溢血脱和下陷血脱。我们先来分析上溢之血脱。上溢血脱包括衄血和吐血，衄血即指血从鼻子而出，俗称流鼻血。

由大树理论可知，升达的木气将血从肝由血脉输送到全身，故全身上下皆有血。但血在不同地方的运动方向不同，上焦的血宜降，下焦的血宜升。血秉着温暖的木气，本身就具有升性，所以下焦的血往往能升于上，那上焦的血怎么降呢？不降又会发生什么情况呢？

上焦的血如果不降于下，而下焦的血往上走，上焦的血就会不断增加，以致上焦再也容纳不了时，血就会满而从口鼻溢出。这就是衄血和吐血发生的原因。我们知道平常血是不会上溢而出的，也就是说血是能往下降，那秉木气的血能往下降收的原因到底是什么呢？《四圣心源·血脱》曰："以血秉木气，但能升而不能降，升而不至于上溢者，恃肺金之善敛……"没错，一切能降的原因都离不开肺胃，血降之理亦如此。上焦之血随着降敛的肺胃之气往下走，而不至上脱。所以肺胃不降同是衄血和吐血发生的根源，但衄血和吐血也有一些区别。

衄血根源——肺气逆行为衄血

衄血即为我们所熟悉的流鼻血，是出血症中最不令人害怕的一种，甚至还有人认为偶尔的流鼻血是身体太过强壮的表现。肺开窍于鼻，小水牛之前论过，肺金之所以能保持清凉之性，很大的原因是外界清凉之气由鼻输送至肺。鼻子与气门组成了人体六气与外界六气相通的窗口。通过这个窗口，人能受外界六气所供养和调控，人体六气运行规律亦能与自然规律相随，所以常人能做到日出而作、日落而息。也正因如此，用于预测天气变化的五运六气学说亦可预测疾病。

好，扯得有点远，我们还是先回来。衄血是血上溢的一种，当然还是肺胃不能敛降所致，而衄血是血由鼻而出，可以知道肺气逆行的情况尤为严重。

肺气逆行，相火上炎，会导致上热。我们平常遇到的流鼻血大多伴随着"上火"的症状，所以大家并不害怕衄血，以为只不过是上火或者不小心进补太过。这种对待疾病的心态是好的，但作为医者则应考虑得更多。《四圣心源·衄血》曰："火炎金伤，不皆实热，多有中下湿寒，胃逆而火泄者。"流鼻血并非都是实热证，也有可能是水寒土湿而肺气不敛所致。对于动不动就流鼻血的人，后者更为普遍。如果衄病本因水寒土湿，却被误以为是"上火"而滥用清热的药物，后果会如何，想必大家心里都有数。

肺气上逆是导致衄血的主要原因，无论是实热还是中下寒，皆以降胃敛气为治疗主法。

仙露汤

麦冬三钱	五味子一钱	贝母二钱	半夏三钱
柏叶三钱	甘草二钱	芍药三钱	杏仁三钱

煎大半杯，温服。

甘草、半夏，培土降胃；五味子、杏仁，敛降肺气；麦冬、贝母、芍药，凉肺泻热；柏叶清金止血。全方降胃收肺，凉金止血，使得上焦的血能下行，衄血则收。

在仙露汤中，黄老"破天荒"地使用了三味清热泻火的药，而且连最喜欢的茯苓，也因为其温燥之性"被迫"停用。使肺金保持清凉是令其能降的前提，所以不管是因实热还是中下寒，以仙露汤皆能止衄血。但对于中下湿寒的人，理当加干姜、茯苓，甚至是附子等温热燥湿的药物。

吐血根源——胃气莫收为吐血

相比于衄血，吐血会让人恐惧得多，而躲在恐惧的背后当然是疾病的凶险。吐血与衄血一样，皆因肺胃不降，但吐血是血由口而出。口为中土之窍，可想而知吐血的病人胃气逆行尤甚。

《四圣心源·吐血》曰："胃气不降，原于土湿；土湿之由，原于寒水之旺。"小水牛认为，吐血者的中气往往已达衰败的程度，特别是大吐瘀血的病人。

通过上一论的分析，我们知道导致血瘀的原因是血之温气衰弱，而根源为肝脾郁陷于下。大吐瘀血的病人同时有吐血和瘀血这两个问题。吐血根源是胃气上逆，瘀血根源是脾气下陷，所以大吐瘀血即为脾不升、胃不降。事实上中气已经衰败，土失去了运化的功能，人也接近死亡了。所以黄老说："大吐瘀血之家，多至于死。"

死亡总让人感到无助，但我们也无须那么绝望，因为这还没到要放弃的时候。肝脾阳衰而陷，血中的温气变弱，上焦的血瘀而不行，再因胃气不降，瘀血没有下走之路，只能蓄积在上，等到没地可容时，一涌而出，这就是大吐瘀血的原因。要想一方解决根源是做不到的，当务之急，必以止吐血为主。

灵雨汤

甘草二钱　　人参二钱　　茯苓三钱　　半夏三钱

干姜三钱　　侧柏叶三钱　　牡丹皮三钱

煎大半杯，温服。

人参、甘草，补中气；茯苓、干姜，去湿温寒；半夏降收胃气；侧柏叶敛金止血；牡丹皮疏木行瘀。全方补中温寒，降胃兼通瘀，使得瘀血能化，血能下行，大吐瘀血能止。

如果大吐瘀血后，出现脸色苍白、恶寒、舌硬不能言，这是血脱导致的阳气衰亡，得急用人参汤回阳救逆。

当不再吐瘀血后，得以补中培土之方（如四君子汤、黄芽汤之类）补中气，延续其生命，否则病人不久还会再吐瘀血，并不断逼近死亡。

还有一种稍为缓和的吐血症，吐血的量不大，颜色鲜红，常夹杂在痰中。零星吐鲜血的根源亦和大吐瘀血一样，皆为中气衰亡导致胃气上逆。其血之所以红鲜不瘀是因为肺热，所以治疗零星吐鲜血在补中降胃基础上略清肺热便可。

白茅汤

人参二钱　　　甘草二钱　　　茯苓三钱　　　半夏三钱

麦冬三钱　　　白茅根三钱　　　芍药三钱　　　五味子一钱

煎大半杯，温服。

人参、甘草，补中气；茯苓，温燥土湿；半夏，降胃气；麦冬、芍药，清肺热；五味子，敛收肺气；白茅根，凉金止血。全方补中降胃，清热敛肺，使得热清血止。

大吐瘀血与零星吐鲜血虽然只差别在肺热与不热，但其中的意义却很值得我们深思。小水牛觉得，在重病中出现热象往往都是一种吉象。无论热象发生在哪儿，至少都说明了人体内仍有足够的阳气来"发热"，所以仍未到阳亡而"见鬼"的地步。也正因如此，在对付重疾时，无论有没有热象，皆先保护住阳气。

第二十六论 便血溺血根源论——血在下宜升

一波稍平，另一波又已踏浪而来，是大海的呼啸？不，是战鼓又一次被敲响，原来这场血淋淋的战争还要继续……

血秉木气能升而不能降，所以上焦的血得靠胃肺之气敛收于下。相比之下，下焦的血凭借着自身的温气就可以升于上。有一句话叫"成也萧何，败也萧何"。不凑巧的是，这样的事情正悄然发生在我们的体内。

血中藏有温暖的木气，原本可自行于上，但木气想升达于上还得问一问脾土是否愿意放行。如果脾温土燥，肝气得脾阳之助，木荣而血畅，升达无阻。可是如果脾陷土郁，肝木上达之路就会受阻，本来正往上走的肝血，被湿土一挡，就会逆向而行，往下脱泄，这就导致了便血和溺血。

《四圣心源·溺血》曰："水寒土湿，脾陷木郁，风动而行疏泄，谷道不收，则后泄于大肠，水道不敛，则前淋于小便。"水寒土湿，肝气升达受阻，往下行疏泄之令。肝气就这样将下焦的血脱出体外，而下焦只有两窍可出，所以以血下脱自然也只有便血和溺血这两种情况。血原本秉木气而能上升，现如今却又因木气而下脱，木气成了萧何，血却成了那个可怜的韩信。

治疗血上溢是想办法令上焦的血往下走，而对于血下脱来说，让下焦的血重新往上走便好。所以温脾升阳，让木气升达顺畅是治疗便血和溺血的基本方法。如果大家对精遗症还有印象的话，就应该记得是木气下郁化热使得"宗筋常举"。同样属于阴脱范畴的便血和溺血，其木郁化热的情况更加严重。精遗是郁陷的木气疏泄阴精，血下脱是下陷的木气疏泄肝血。阴精之中含有肾阳，肝血之中含有木气，两者都能上行，显然肝血上行之力更强，所以要想使得血疏泄于下而脱，与血对抗的木气必然会比精遗时多，肝热的情况也会更加严重。所以治疗便血和溺血，如何在温脾升阳时清风泻火成为关键。

治疗便血之方

桂枝黄土汤

甘草二钱　　白术三钱　　附子三钱　　阿胶三钱

地黄三钱　　黄芩二钱　　桂枝二钱　　灶中黄土三钱

煎大半杯，温服。

甘草、白术，培土燥湿；附子、桂枝，补阳升木；阿胶、地黄、黄芩，滋肝泻热；灶中黄土，以湿土而得火化，最能燥湿而敛血。全方温脾而升肝，兼以清风泻热，使得木气能行于上，则血亦能往上走，所以不再下脱。

桂枝黄土汤是在黄土汤的基础上加了升达木气的桂枝，其理与黄土汤相同。黄土汤应该是张仲景所有方中最受争议的一个方，争议的焦点集中在附子和黄芩。我们知道附子是大热之药，而黄芩位居"三黄"之一，其寒性是出了名的。在同一方中同时使用大寒和大热的药，这确实容易让人摸不着头脑。小水牛觉得这其实体现了水土湿寒和肝火郁热同时都较严重的情况，所以才不得已用大热的附子暖水土，用大寒的黄芩清郁火。而黄元御认为便血根源是水寒土湿，肝郁化火是在此前提下产生的，所以更应该着重处理水寒土湿的问题，故在桂枝黄土汤中黄老并没有延续黄土汤中黄芩和附子等量的用法，而是减少了黄芩的用量，以显出附子的热性。

然而小水牛认为，对于黄芩和附子的用量不能拘泥于此，若肝热实在很旺盛，黄芩的量大于附子势必更能止住血，而若没有热，则黄芩甚至可以不用，免得助寒增湿。

治疗溺血之方

宁波汤

甘草二钱　　桂枝三钱　　芍药三钱　　阿胶三钱

茯苓三钱　　泽泻三钱　　栀子三钱　　发灰三钱

煎大半杯，温服。

甘草、茯苓、泽泻，培土泻湿；桂枝、芍药，达木清风；阿胶滋血润燥；栀子利水泻热；发灰，又名血余炭，既能行水通瘀，又善于止血。

宁波汤以升脾达木为血下脱的治疗原则。我们需要注意的是，方中不用附子，这是为什么呢？

《四圣心源·溺血》曰："溺血与便血同理，而木郁较甚。"溺血时，木郁的情况比便血还要严重，可以知道肝热必然也更加厉害。面对这样的局面，黄老索性先清热止血，等热清了，血止了，再管其他问题。

木郁源于土湿，木气郁陷越强，说明了土湿越严重，所以用宁波汤止了溺血后，要以暖水燥土的药以解决溺血的根源。其实在治疗便血时，也可以采用这种先治标后治本，先清热止血再暖水燥土的策略，这样就不用再担心黄芩对脾肾湿寒的雪上加霜，附子对肝木的火上添油。

在谈论出血症时，常常会涉及脾主统血这个概念，好多人都认为血之所以会外脱，是因为脾不统血，所以温阳健脾的归脾汤和黄土汤在治疗出血症时最常被人使用。我是一直都在批判像"脾主统血"这样的笼统概念。没错，治疗吐血、衄血、便血、溺血时都会治理脾胃，但谁能告诉我，为什么脾主统血？脾又是出了什么问题而不统血的？

像"脾主统血"这样的内容知道的人很多，能理解清楚的人很少，迄今为止，就没见过能把"脾主统血"解释清楚的人（也可能是小水牛孤陋寡闻）。我们知道吐血、衄血是因为肺胃不降，而便血、溺血是因为肝脾不升，虽然都涉及脾胃，但却不独责于中土，所以只从脾一个方向出发根本就论不清楚出血的原因。既然是论不清楚的，那这样的概念又有什么存在价值？以一个解释不清的空洞概念作为治病的依据，你们就从没害怕过吗？

第二十七论　失眠根源论——我病我自医

掰手指小数一下，应该是有近十年没去看过医生了吧，好像也很久没打针吃药了。我可不是那种天生拥有强健体魄的人，记得在高三为高考冲刺的那段时间，总是玩命学习，身体常常被过度消耗，以致一个星期起码要去一次医院。那时老师总激励我们说，学习一定要学到头昏脑涨才算学习，不然就是白学。一回忆那没日没夜都在做卷子的时光，两眼竟还会不自觉地发晕。

后来上大学了，学习压力不大，遵循着中医"中"之大道而生活。每一天都尽量不太颓废，也不过度用功，生活过得轻松而充实。对人对事也不太计较，心情总是愉悦的，所以上大学之后就没有病到要去医院的程度。（小水牛分享养生大招：想保持身体健康，只要让自己的心"不生病"就好。）

但世界上没有无缝的墙，吃五谷杂粮的人也总会时不时生病，我当然也会有不舒服的时候。大家总是好奇，医生生病了该怎么办？是自己治呢，还是去找别人看呢？找别人会不会丢面子啊？自己看，那病能治好吗？

好吧，其实我都是自己治的，不是因为面子问题，是因为我怕碰到治风寒会开30多味中药的医生，然后忍不住性子动手揍他，哈哈。

甲午年戌月某日，小水牛在烈日下打了一下午篮球，其间喝了几大瓶可乐。晚上遇到点事，心情突然烦躁起来，有一股怒火瞬间就烧到了嗓子眼。我努力把脾气压下去后，思维却变得飞快。从宇宙黑洞想到细胞分化，什么都想，瞬间觉得自己就是个天才。这一想就想了一夜，没有合过眼。

起床后竟也没觉得累，背起书包就去上课。下了课后就感觉喉咙疼，有烧灼感，咳嗽有黄痰，小便赤黄，还容易饿，晚上又睡不着，这个时候我意识到自己真的失眠了。

失眠其实并不可怕，最可怕的是自己知道自己在失眠。想尽一切办法也睡不着，从喜羊羊数到灰太狼也不行，那感觉真的很痛苦。不会痛，不会痒，原来失眠在无声中就能把人折磨得体无完肤。我是非常能理解失眠的痛苦的，所以遇到有人失眠都会竭尽所能帮助他们。但那时候我自己却不以为然，买了几个雪梨回来吃，以为降降火就会好，结果呢？还是没睡着，而且别的症状更加严重了。

把了下脉，左脉没有异常，右寸脉洪盛，都有要跳出来的感觉，右关脉也是洪脉，但没右寸脉那么强，右尺脉弱，要沉取才能感觉到跳动，舌头有点焦黄，两旁稍有齿印。说来也挺奇怪，小水牛在分析病理时总能在很短的时间内想明白，这或许是得益于我花了很长时间去思考圆运动。

这一次我也是很快就想明白了，这是胃气不降导致肺金不敛而相火上逆。相火不收所以右寸脉旺，右尺脉弱。

这是从脉象得到的结论，并不足以断证，我们得将结论重新放到症状中去。相火上逆而火上炎，人应该有热的症状。舌焦黄、喉咙红痛、易饥饿这些都是上热之症。而相火不降还会导致心神不敛，所以人可能会失眠，而我受到失眠的煎熬。通过"一外""二内"的反复推敲终于可以确定，这次病的根源就为胃土不降而导致相火不敛，不敢再拖延了，抓药吧。

相火不降之失眠方

茯苓 9g	麦冬 9g	法半夏 9g	甘草 6g
桂枝 6g	芍药 9g	五味子 3g	贝母 9g
杏仁 9g	龙骨 9g	牡蛎 9g	

煎大半杯，温服。

甘草、茯苓、法半夏，补中培土降胃气；五味子敛肺；芍药收胆；桂枝达乙木以降甲木；麦冬、贝母，清上火；杏仁，润肺化痰；龙骨、牡蛎，藏精敛神。全方培土降胃，敛肺气，收相火，并且清了上之火，相火一清，心神则能敛收于下。通过这样的治疗，相火能下收则寐，估计就不会再失眠了，那实际效果到底怎么样呢？

那天晚上8点喝的药，9点30分就开始困得不行，头还有点疼，睡前依旧有点迷糊，然后就睡到第二天9点。起来头仍然有点疼，吃了早餐又想睡，从11点睡到下午4点。以为晚上又该失眠了，谁知晚上11点上床，一下子就睡着了。第三天早上7点30分左右就起床了，一睁开眼就觉得好舒服，神清气爽，有点重生的感觉。

睡了几乎整整一天，失眠好了，其他症状也随之消失了。

这一剂药的效果还是不错的，真的就喝了一剂药。这再一次说明了，黄老的方虽简洁，但贵在直中要害。所以大伙要是用黄元御的方治病，如果病人喝了几剂也没有效果的话，就得考虑是不是辨证出问题了。

黄元御在治病时一般都是三剂之内解决问题，小水牛也一直秉承着这种做法，若三包药之内没好，就会沉下心去检讨是不是自己诊断失误。

对于一个学医的人来说，自己生病是一种难得的财富，为什么这么说？因为这个时候自己既是病人也是医生，不存在沟通障碍，自己最清楚哪里不舒服，能准确地感受自己的诊断到底有没有问题，服药后有没有效果。所以，总结自医的情况对丰富临床经验大有好处，小水牛也对这次生病进行了思考。

这个用黄老金鼎汤加减而成的失眠方，治疗相火上逆的失眠效果还是挺好的，但是有个问题，喝了药之后头会痛，这是什么问题呢？头痛是因为心火被收下来后产生空虚。上焦火大，头脑得到更多的能量后运转得多，思考速度会变快，看似精力充沛。但是人总是需要休息的，越是消耗的多，越是需要休息。头以火主神明，火一清，神明就会显现其虚脱的本质。相火收敛于下，上之心火不足，上焦的经络气虚而不通，这就导致了头痛。所以失眠的病人吃了药后，头痛不一定是坏事，也许正说明了此药已经起效了。

很多人认为，黄元御是补火派，崇阳弃阴，几乎不用寒药。其实根本就不是这么一回事，在《四圣心源》里该清热的地方绝对不会不清。"热者寒之，寒者热之"这是亘古不变的真理，只不过在用寒药的时候要避免伤害脾阳和肾阳而已。遇到热证时，我会毫不犹豫地用黄连，药量不用太多，效果就很好。但是大家都知道，黄连非常苦，而小水牛最怕苦，所以我用了麦冬、贝母代替，要知道灵活解决中药苦的问题可是一名优秀的中医应该具有的基本能力。中医的核心是治本，要究疾病之根源，但直接让人不舒服的是标。厚德载物，大道要包含万象，标本都拿下才是大道。只会治标是庸工，但只会治本也不是上工。所以该清热时就得清热，该止痛时就得止痛。

道法自然，保持灵性，不被所谓的条框束缚住，灵性是创造奇迹的基石，时刻注意自然，取象于此，取意于此，取道于此。突然觉得自己病出了一堆哲学，哈哈。最后还想告诉大家，无论是谁，生病了就得赶紧治，不要等到病入膏肓才来悔恨当初。

第二十八论　便病根源论——木金之斗

"一言而非，驷马不能追；一言而急，驷马不能及。"早在"糟粕传导论"中就许诺后面将会更详细地讲便和尿的问题，现在就到了"后面"了。当初听得稀里糊涂的朋友，今天希望能让你们感受到拨开云雾见青天的愉悦。

首先，我们来谈一个较为棘手的问题，正常人的排便过程是怎么样的？之所以棘手，是因为自古以来大家都在忙于研究疾病，正常的生理活动解释得很少，以至我们没法找到巨人的肩膀。不过这也让我们拥有了成为巨人的机会。

正常的人，中土健运，肝木左升，肺金右降，六气周游而和睦。食物进入胃后，通过强盛的脾阳运化成精华和渣滓，精华上奉，渣滓下传，在大肠形成了粪便。大肠是阳明燥金之腑，受燥金之气所养。燥金之气在大肠中最为重要的功能是收敛粪便，防止粪便一形成就往外排。不过我们都知道，粪便是一定要排出来的，因为大肠有收敛的庚金镇守着，因此要排出粪便必然需要一个推力，而这个推力当然还是肝木。

水暖脾燥，肝木升达而行于全身。由于木气分散到全身各处，一开始到大肠的木气并不会很多。随着粪便在大肠中不断囤积，木气也随之增加，当木气的疏泄之力强于金气的收敛之力时，人就会在便急的感觉引导下进行排便。因为肺金右降，津液能下洒到脏腑中，大肠得到津液的滋润，排便的过程如同大河行舟，通畅无比。当粪便从魄门排出体外后，大肠又回到了金强木弱的情况，所以又要等木气重新积累到强于金气时，才会进行下一次排便。这样一来，排便就变得有序、和谐。

排便的情况主要就是受乙木和庚金的控制，保持疏敛有度。对此，黄元御是这样讲的："金性敛而木性泄，其出而不至于遗矢者，庚金敛之也；其藏而不至于闭结者，乙木泄之也。"

正常的排便，木气随着粪便囤积而增多，当木强于金时，则往外泄。此后，粪便则一直暂藏在大肠中。而病态的排便皆因金木在大肠中打破了原有的和谐，变成了水火不相容，两者在肠道中打了起来……

便秘根源——独木难破金刚阵

关于便秘的症状就不多介绍了，问题无非都集中在排便困难上。便秘的直接原因是金气在大肠中长期占据着主导地位。进攻的木军攻破不了金兵的防守，所以粪便一直收在大肠中，便秘乃成。而造成金盛木弱的局面，有金过强和木过衰两种原因。

外感风寒，营郁化热，热从足太阳膀胱经传到了足阳明胃经，使得肠胃皆燥。此时大肠燥金之气非常强盛，正常升达于大肠的木气，无论粪便囤积到什么情况，乙木都弱于庚金。金气一直位于强势，燥热之气使得肠道干涩难行，造成了"舟无水则停"的状况。对于这样的便秘，清润肠道，润泻燥金，令燥盛的庚金恢复正常便可。

阿胶麻仁汤

生地黄三钱　　当归三钱　　阿胶三钱　　火麻仁三钱

除阿胶外，煎一杯，去渣，入阿胶，火化，温服。

生地黄、当归、阿胶、火麻仁四者皆起润燥滑肠之功，润泻过盛的燥金，增添肠道的津液，粪便排泄的道路自能通畅，便秘也就随之而解。如果肠胃热盛，可加芒硝、大黄来泻结热。

金兵把守太严，木军势必难以冲魄门而出。但如果木军本身是一些残兵败将，即使金兵只是简单地防守，木军也无力拿下战斗。我想说的是，行疏泄之力的木气如果衰弱，而大肠中的燥金仍正常，这也会导致便秘。

木气衰弱的原因，无非就是水寒土湿导致生气萎靡。而木气虚衰导致的便秘有个特点就是粪便呈羊屎状。羊屎是什么形状呢（可悲，要是连羊屎都没见过，真替你们着急呀）？羊屎是小小粒，呈长圆状，大约尾指一半大小。正常的粪便是一大团，那为何会变成一粒粒羊屎状呢？

这与脾胃运化水谷的功能失常有很大的关系。常人中气健旺，脾气善运，胃气善传。脾阳运一分谷物，胃阴下传一分渣滓，脾阳不断运化，胃气不断下传，所以正常的大便能黏而成团。可如果中气衰败，脾胃就会运化失常。在脾胃不断受我们不良饮食习惯的伤害后，愤然罢工，不干了。脾气不升，胃气不降，脾胃之气郁结在一起。在这种情况下，食物进入胃后，处在一个无人管的状态，运化得很慢，下传得也很缓。食物中的渣滓不能顺下，只能时不时往下走一点，这样大便就无法黏在一起，最终就会变成一粒粒的羊屎状。

中气衰败，脾阳不升，则肝木也无法升达于上，所以能到大肠中的木气很少。粪便形成得很缓慢，排便的木气又很衰弱，大肠却仍是燥金之腑，这场排便的战争让人看不到一点希望，所以有些严重的病人"甚或半月一行"。

肉苁蓉汤

肉苁蓉三钱　　火麻仁三钱　　茯苓三钱　　半夏三钱
甘草二钱　　　桂枝三钱

煎一杯，温服。

甘草培植中气；茯苓利湿升脾，半夏燥土降胃，二者合力恢复中土运化的能力，使谷物能运，渣滓能传；桂枝升肝达木，增加疏泄之力；肉苁蓉、火麻仁润肠通便，肉苁蓉之名取于从容之意，润肠而不败脾胃，用于此最合适不过了。全方升脾降胃，腾达木气，润泻燥金，使得渣滓能顺利下行，木气旺盛而能泻，便秘乃除。

我们知道，木气郁陷于下，很容易久郁生风，向下行疏泄之令。但这一次，木气却没有形成风，不然也不会便秘了。而未能成风的原因在于木气实在很虚弱，即使被湿土郁阻了，也没能力形成疏泄之风。肾水寒而阳衰，是木衰的根源，但在肉苁蓉汤中却未见到那味擅长暖水生阳的附子；对于中气虚衰仅以甘草培中，也未用人参和干姜来补中升阳。于理，暖水燥土应为治疗的重点，可是附子、人参、干姜的温燥之性会使得大肠更加燥热，导致便秘更为严重，所以皆不能用。

这种被称为"脾约"的便秘很常见，却很难治。原因就在于便秘时，不能用热药，只用润肠通便的药，却又易助湿生寒。小水牛认为，先以肉苁蓉汤处理了便秘的问题后，再以暖水健脾的方法调养身体，方为上策。

在食物种类繁多的今天，拥有健康脾胃的人越来越少了。便秘再也不是简单用蜂蜜润润肠就可以治好的了，不过却也不必想得那么复杂，只要记住"独木难破金刚阵"就好。是增援还是撤兵，就看你们手里的令旗了。

泄利根源——青龙直捣白虎府

泄利俗称拉肚子，再俗一点就是拉个没完，拉了又拉，拉到让人精神崩溃。泄利与便秘的症状正好相反，而其金木之间的战斗局面也从便秘扭转了过来。

木盛金弱是导致泄利的直接原因，而这一次我们不再分木盛和金弱两种情况了，因为它们大都会一块出现。

我们知道，拉肚子的时候，大便基本不会成形，是水和渣滓倾泻而下。正常情况下大便是干的，那拉肚子时，水从何而来呢？

《四圣心源·泄利根源》曰："水之消化，较难于谷，阳衰土湿，脾阳陷败，不能蒸水化气，则水谷混合，下趋二肠，而为泄利。"脾阳衰弱，没有能力将胃中的水上蒸为雾气，所以水和谷渣一起从胃下流至大肠中。同为阳衰土湿，泄利是水谷同下，而脾约便秘是水谷闭塞难下。相同的原因，居然会导致两种不同的结果，这到底是为什么啊？

《四圣心源·便坚根源》曰："阳衰土湿，脾气湿盛，不能腐化水谷，使渣滓顺下于大肠也。"初学中医的人必然会被这样的内容难哭了，白纸黑字，都写着阳衰土湿啊，这该怎么理解啊？

在"腹痛根源论"时已经说过，古人在讲述道理时，所说的心火不敛、肺气不降、肾水不升、肝血不达、脾土不运等都是过于偏激的说法，而非真的不升、不降。今天再跟大家分享一下小水牛研究这么久仅得的精华思想（这是属于我的宝藏，大家来抢吧，错过这个村，就不会再有这店啦）。所谓的肺气不降、肝气不升、中气不运等都是有程度区别的。就拿阳衰土湿来说，正常情况下，假设脾土的阳气有5分，湿气有5分；当阳气为4分，湿气为6分时，相比正常情况，就为阳衰土湿；当阳气为3分，湿气为7分时，这当然也是阳衰土湿；而阳气2分、湿气8分，阳气1分、湿气9分，甚至阳气0分、湿气10分，都为阳衰土湿。同是阳衰土湿，但因为程度不同，造成的影响也必然不同。

圆运动的问题有程度之分，这思想应该能轻而易举地征服大家的心，但这样的思想却是来之不易的。也不知道为什么，古人在谈论疾病时，虽然都心知肚明，但就是不会讲这个问题。描述的疾病根源都是水寒土湿，但有的重用附子、干姜，有的却只是用茯苓、桂枝，这显然是根据程度不同选择不同药力的药，他们必然是懂的，可就是从来都不说。小水牛也很纳闷，曾经无数个日夜，就是被这问题所困扰，想不明白，为什么同个根源，会有不同疾病，甚至还可能产生相反的症状（例如便秘与泄利）？今日将多年汗血熬出的"程度论"相赠，别无他求，但愿各位能记住小水牛此功，在面对我的过错时，能够宽容一些。

现在我们再来看看阳衰土湿导致的便秘和泄利，就变得简单很多了。脾约的便秘是脾阳衰而不运化水谷，使得水和谷物都停滞在胃中，粪便形成缓慢。而导致泄利的原因，按黄老的话是"阳衰土湿，脾阳陷败，不能蒸水化气"。这句话只提到了水运化的问题，而未谈及谷物。事实上，泄利发生时，脾阳虽然衰弱，但只是无力蒸水湿，并没有到不能运化谷物的程度。这也就是为什么黄老会告诉我们"水之消化，较难于谷"的原因。

总结地说，脾约便秘和泄利皆为阳衰土湿，但便秘更为严重，而泄利问题较轻。便秘时谷物和水都不能被腐化，而泄利时，只是水不能被蒸化而已。

处理了这个问题后，我们继续来看泄利。泄利时，阳衰土湿，水不能被蒸化于上，但谷物仍能被消化成渣滓，水和渣滓两者同行而下传到大肠中。所以平常拉肚子，都是水和粪便一塌糊涂地往下泄。

我们知道，拉肚子常常是因为突然吃错东西，或者着凉所致。按现代的说话，应该为急症。脾阳是突然受到不卫生的食物或寒气的伤害，其伤未至太深，所以阳衰土湿并没有一病就可能半个月便秘那么严重。当脾阳一伤，原本升达通畅的肝木突然就升不上去，旺盛的木气受到阻碍，转个方向就全往下疏泄，此时下焦仅有两道可疏泄，一个是尿道，另一个是便道。脾阳陷败，不能蒸水化气，水变不了雾气，肺无水可敛，自然也就无尿，尿道没有东西可泄，所以郁陷的木气全跑大肠里了，造成了大肠木盛金衰的局面。在这种情况下，一有食物或水进入大肠，强盛的木气就立马会把它们通通疏泄出去。而大量的水进入大肠，大肠燥金之腑已名不副实，都能改名为湿水之腑了。

木盛金衰是导致泄利的直接原因，但根源在于肝脾之陷，所以治疗应以温脾燥湿、升达木气为主，再兼以敛肠固便之药便可。

苓蔻人参汤

人参二钱　　甘草二钱　　白术三钱　　干姜三钱

茯苓三钱　　肉豆蔻一钱　　桂枝三钱

煎大半杯，温服。

人参、干姜，温补脾阳；甘草、白术、茯苓，培土燥湿；桂枝，升肝达木；肉豆蔻，敛肠。全方通过健脾祛湿升肝，恢复中土蒸水化气的能力，使得下陷的木气能通达于上，再加敛肠之药，使得大肠恢复金木和谐的状态，而泄利自止。

苓蔻人参汤通过温脾升肝的方法将木气升达至全身，大肠中木气随之减少，这是一招变废为宝的妙招。但却也有失灵的时候，有的泄利患者，并不适合服用苓蔻人参汤，喝了可能拉肚子的症状会更严重，这是为什么呢？

泄利时，下郁的木气非常旺盛，可能会郁为风热。这个时候苓蔻人参汤只有温燥的药，会增加燥热之性，使得疏泄之风愈强，泄利随之更严重。不过这个时候，也并不要弃用苓蔻人参汤，只需要再加些芍药、当归清润肝木就可以。

凡泄利之病，皆木强金衰所致。话多理简，该升木还是泻肝，还得大家自己定夺呀。

痢疾根源——龙虎决战血成河

相比金盛的便秘和木强的泄利，痢疾就显得陌生许多，而其原因亦同样少见——木与金同旺。金木同旺是一个什么情况呢？

金木同旺当然是指大肠里乙木和庚金都很强盛。便秘是木弱金强，守强于攻，木气久疏不下，所以粪便难行；泄利是木强金弱，攻强于守，金气镇守不住，所以粪便滑泄；那金木同旺，攻守都很强，会发生什么事情呢？

如果是一支军队攻守都强，那叫攻守兼备，但如果是敌我两军各具一攻一守，这场战争必定会持久而激烈。强大的木气想将渣滓疏泄出去，同样强大的金气强行敛收这股疏泄之力，木气想疏又不能，不疏又不行，最终造成了大便的次数多，但排便过程不顺畅。强大的金气敛收大肠，同样强大的木气强行疏泄之力，木气想从魄门而出几乎不可能了，疏泄的力像一把利剑转而作用在大肠、经络、脏腑，使得"血液脂膏，剥蚀摧伤，是以肠胃痛切，脓血不止"。

痢疾的症状就是便数而不利、便脓血、肠胃痛切（痛切，是有多痛呢？大概就是痛得想拿刀切自己，大家意会一下吧），这些症状都是同样强盛的金木在大肠中激战的结果。

关于战争或者对决，大家比较感兴趣的是胜负结果，可是小水牛想告诉大家，在武力斗争中，最受伤害的是环境。武斗怎么又能跟环境扯上关系呢？

在电影桥段中，两大绝世高手进行巅峰对决，两人不打上一千八百个回合都对不住买票进场的观众。两大高手往往都是在最后几招才分出胜负的，而其他那么多招数都是扑空的，最后不是劈了树，就是推了山。这样算起来，战场受的伤比两个比武的人要严重得多。电影的打斗可能不够科学，但在现实中，战火纷飞的地方，无不都是残垣断壁、血流成河。战争能破坏我们生活的环境、我们学习的教室，可以带走我们的亲人、带走我们自己。战争是罪恶的，是无耻的。

在现实的战争中，大家不会在意环境的问题，因为房子倒了可以再建，学校垮了可以再盖，但如果战争是在体内，一切就不一样了。金气和木气在大肠中激战，若是伤了其中一方，都不足为惧，甚至可以说是好事。因为只要伤了一方，激战就会结束，痢疾也就不再发生。令人害怕的是，两者一直打，打得难分难解。木气被金气挡住去路，其疏泄之力全作用在了大肠和其他脏腑中，持续下去，就会"膏血伤残，脏腑溃败，则绝命而死矣"。脏腑作为金木的战斗环境，若变成"残垣断壁"，到时可就不能像房子、学校那样能再起重建了，所以像痢疾这样有破坏力的疾病务必要趁早治疗。谈到治疗疾病，当然就得找根源，那导致大肠中金木同旺的根本原因是什么呢？

《四圣心源·痢疾根源》曰："痢疾者，庚金乙木之郁陷也……水寒土湿，不能升庚金而达乙木，则金木俱陷。"强盛木气的产生永远离不开湿土的阻碍，所以痢疾同泄利一样，土皆湿。因为土湿，木气只能郁陷于下，肝木不断积累，就会形成强大的疏泄之风，行于大肠。肝木中的温气久积则生热，其热增加了大肠的燥性，使得大肠中行收敛的庚金弥增。

其实，痢疾的根源与泄利很像，皆为阳衰土湿、木郁化热。但泄利时，大肠中的庚金并不会很强，造成这个差别的原因还是在于两者阳衰土湿的程度不同。泄利时，脾阳虽然为虚，可只是不能蒸水化气而已，仍可以运化谷物，所以水流于下而滑大肠。很显然，痢疾发生时，水不会流进大肠，不然庚金也强不了。所以我们可以知道，痢疾时，脾湿的程度要严重过泄利，已然接近脾约便秘时脾胃郁结在一起的程度。

阳衰土湿重于泄利，轻于脾约便秘，症状是综合两者的便数而不利。其治疗手段当然还是要燥湿升木为主。

桂枝苁蓉汤

甘草二钱　　桂枝三钱　　芍药三钱　　牡丹皮三钱

茯苓三钱　　泽泻三钱　　橘皮三钱　　肉苁蓉三钱

煎大半杯，温服。

甘草、茯苓、泽泻，培土燥湿；桂枝、芍药，达木清风；橘皮，行大肠中的滞气；牡丹皮，疏肝泻木；肉苁蓉，润肠清金。

桂枝苁蓉汤中最有意思的药就是牡丹皮和肉苁蓉。痢疾的根源虽然为肝脾湿陷，可金木之争是造成"血流成河"的直接原因。土湿脾郁都可以先不理，一定要先解决金木之间的矛盾。为平息这场激烈的对决，黄老采用了最为公平的方式——各打五十大板。牡丹皮疏泄肝木，肉苁蓉润清庚金，两味药合用，削弱了大肠中木气和金气的战斗力，两者强强对话的局面也就被打破，疼痛随即减缓。如果这种方法没有效果，可以重用肉苁蓉，以滋肝润肠，先灭了庚金，让乙木一次疏泄个够，将腐物瘀血通通排干净，最后再调肝脾。

便秘、泄利、痢疾是金与木的三种对决局面，为了在临床上能更灵活地采取恰当的治疗方法，小水牛再送大家一句话："兵来将挡，水来土掩。"

第二十九论　尿病根源论——木相之争

自古以来，中国最不擅长打海战，就连当年号称"东亚第一"的北洋水师也是不堪一击，相比而言，我们似乎更喜欢陆战。有趣的是，在中医里，大家也害怕涉及水的问题，尿病往往比便病更令人头疼。小水牛认为，水对于长年生活在陆地的我们来说，可能已经有点疏远，无论是在海上作战，还是面对水的问题，我们会不适应，接着就是畏惧，最后当然是失败。

适应别人的不适应，勇敢别人的不勇敢，我们就更容易成功。研究尿的疾病势必离不开水，在适应和勇敢的支持下，只要理解水之收藏阳气的作用，尿病就可半解。（一招就能化解水的难题，可以惊叹，可以质疑，但别忘了，我可是小"水"牛，哈哈。）

与研究便病一样，我们首先得知道排尿的正常过程，对付异常情况才能游刃有余。那人体是如何令排尿过程有序、和谐的呢？

饮入之水在脾阳的蒸化下，上而为雾气；雾气遇到清肃的肺金，变而为水。其精者入于脏腑而为津液，粗者入于膀胱而为尿。粪便的排泄受一疏一敛的乙木和庚金的控制，而尿的排泄与排便一样是有度而和谐的，所以这当然也需要收疏之力的相互调控，不过这次收、疏之力发生了一点变化。

相火随着少阳胆经下行到膀胱，膀胱中的相火遇水则藏，肾水藏之，所以肾水温而能生肝木。膀胱中的相火传于肾水，这使得心火能源源不断地给肾供养阳气，阳根秘固，人则健康无疾。肾水温暖，而生气旺盛，在土健脾燥的情况下，肝木上达而行于全身。木气达于脉中能行血，走于大肠能通便，发于膀胱则可以排尿。不难发现，在排尿时，起疏泄作用的仍然是乙木。相比来说，收敛尿液的作用就较难弄明白，所以请屏气凝神，争取一鼓作气解决这个难点。

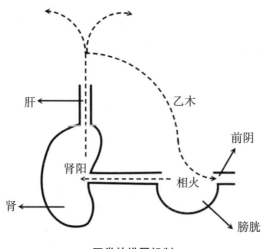

正常的排尿机制

　　《四圣心源·淋沥根源》曰："相火在下，逢水则藏，遇木则泄，癸水藏之，故泄而不至于遗溺；乙木泄之，故藏而不至于闭癃。此水道所以调也。"一看这句话，会很容易误以为癸水是那个收敛的力，事实上这是不可能的。水只有对于阳气才能谈收藏，尿本性为水，水藏水之理极其荒谬。

　　"癸水藏之"其实说的是癸水藏相火。膀胱中的相火藏于癸水，使得膀胱的相火不会太旺，作为水腑的膀胱能保持着清利的个性。清利的水腑给乙木行使疏泄的能力提供了一个通畅的环境。如果相火不藏于肾水，那么膀胱的相火会积聚而变得太过。升达的乙木来到膀胱腑时，会发现这里仿佛是一个火山，热气蒸腾着水气往上走，想疏泄的乙木在相火的冲击下，根本就不能如愿。《四圣心源·水胀》曰："膀胱之窍，清则开而热则闭。"清开热闭正是膀胱之窍的特点，而其或清或热则取决于相火是否藏于肾水。相火藏于肾水则膀胱清，相火不藏于肾水则膀胱热。

　　换个思维，收敛尿的力实际上就是膀胱中的相火。我们先不管癸水藏相火、相火泄于壬水的问题。从表面来看，火性上炎，膀胱中的相火之力往上，而乙木要往下行疏泄，如果把乙木看成是一个攻击手，那相火就扮演了一个阻挡者的角色。正常情况下，相火能从膀胱藏于肾以壮阳根，不过即使这样，膀胱中仍会有相火（六气周游而成一体，相火从膀胱到肾，上之火亦从上而下补充膀胱的相火，所以膀胱中一直会有相火），这些相火就起到防止乙木肆意疏泄的作用。

　　当尿开始形成时，膀胱中的木气还很弱，其力小于相火，未能将尿排出，所以尿并非一形成就往外排；随着尿的增加，因为越郁越强的性格，木气也随之增多，待木气强于相火时，人就会在尿急的神经感觉指导下进行排尿；尿排完后，膀胱中的木气与尿一样，从零开始累积，等到木强于相火时，再进行排尿。木气和相火就是这样，使得排尿变得和谐而有序。

只要是相互制约的双方，就很容易因对立而发生矛盾，膀胱中的乙木和相火亦是如此。病态的排尿皆因木气和相火在膀胱中失去了和谐，一攻一防又打了起来。这看似与便病是同样的模式，可是绝不容掉以轻心，这场关于木气与相火的海战并非是看起来这样的简单，莫重蹈北洋水师之辙，酿当年之惨剧。

遗溺与闭癃——一方能解两家愁

正当大家都以为这会是一场乙木和相火在膀胱中的正面交锋时，乙木竟然欺骗了我们，来了一次背后偷袭。

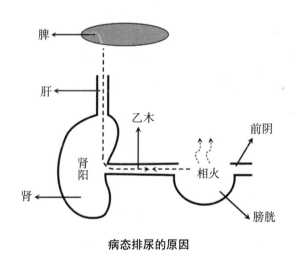

病态排尿的原因

下之相火遇水则能藏，膀胱之水得由上而降的相火，热量势必大于还没封藏相火的肾水，所以相火很自然地从能量高的壬水走向能量低的癸水。只要上课不是一直在睡觉的朋友，当年都应该听过热力学第二定律吧。德国物理学家克劳修斯在1850年首次提出热力学第二定律的概念："没有某种动力的消耗或其他变化，不可能使热从低温转移到高温。"这个定律说得简单点就是，热量能自主从高温转移到低温，但反过来就不行，除非外界给予一个动力。所以相火从高温的膀胱传到低温的肾是顺理成章的事情，但是只要给一个力，就能让相火从肾往膀胱泄，而这个力就是郁陷的乙木。

《四圣心源·水胀》曰："相火藏于肾水，原不泄露，其泄而不藏者，过在乙木。"当水寒土湿时，木气郁遏，往上升达受阻，郁陷到一定程度时，怒而向卜行疏泄之令。郁陷的乙木直接对闭藏于肾水中的相火发起总攻，将相火连同肾精从肾赶回膀胱，使得相火从膀胱传向肾之路不再顺畅，原本和睦的相火和乙木的关系就此被打破，排尿也就变得不正常起来。乙木疏泄相火的这个过程完美地演示了热力学第二定律，小水牛忍不住要说："中医并非不科学，而是科学得太不科学了！"

郁陷的乙木与下之相火在壬水和癸水之间形成了一个对峙的局面，说得粗俗点，就是两个流氓在打架。如果郁陷的乙木很强，一拳就把相火击退了，那木气就可以肆无忌惮地行疏泄，尿就会遗溺不止。如果相火并没那么懦弱，誓死抵挡住乙木的攻击，那么木气就行不了疏泄之力，尿就会闭癃而不出。在对抗中，相火强盛则膀胱实，相火弱少则膀胱虚，所以黄老说："实则闭癃，虚则遗溺。"

无论是闭癃还是遗溺，皆是因为肝木往下偷袭，而罪魁祸首是湿土。土不湿，则木不陷，没有郁陷的木气，也就不会有这场"海战"。所以以燥土疏木的方法，将郁陷的木气升达上去，木气与相火就会被分开，这场战争方能结束，闭癃或者遗溺皆能自愈。

肾气丸

生地黄三钱　　　山茱萸三钱　　　山药三钱　　　牡丹皮三钱

茯苓三钱　　　泽泻三钱　　　附子三钱　　　桂枝三钱

煎大半杯，温服。

注：肾气丸原作丸剂而服，本汤剂的量以桂附苓乌汤为标准而改。

茯苓、泽泻，泻湿燥土；生地黄，柔木清风；牡丹皮，泻热疏木；桂枝，达肝木之郁；附子，暖水以生木；山茱萸、山药，敛肾精以藏相火。全方暖水燥土，清风达木兼以敛精藏火，使得木气能升达于上，则疏泄之令正常；相火能闭藏于肾水，则膀胱清而能利，尿的排放又因相火能收、木气能泄而再次变得和谐、有序。

《四圣心源·消渴根源》曰："肾气丸能缩小便之太过，亦利小便之不通。"同样一剂药，竟能治疗两种截然相反的疾病，看似不符常理，也确实容易引来质疑，但这又有何妨，这可是被热力学第二定律罩着的结论呀。让质疑来得更猛烈些吧，谁怕？

一方肾气丸能解闭癃和遗溺两家之愁，但这并非就已然完美了。发生闭癃时，郁陷的木气向下疏泄，遇到了强大的相火，木气与相火双双陷于膀胱，此时膀胱非常之热。所以治疗小便不利时，可加栀子、黄柏以清膀胱的热。同样的道理，此时附子就应该少用或者不用，以免助热。这也是治疗溺血的宁波汤不用附子的原因。反正当膀胱有热时，不要急着温阳暖肾，应先清膀胱之热，待热退后，该暖再暖。

发生遗溺时，肾和膀胱中的相火都虚少，乙木受到的阻碍很小，所以狂行疏泄之令。此时不仅应重用附子，还得用降胃敛胆的方法，引上之火下来充实膀胱。

淋沥根源——木相大战痛万分

生病的人都知道，小便闭癃难行比小便遗溺更为痛苦，这其中涉及不通则痛之理。然而还有一种关于尿的疾病，要比闭癃痛苦百倍，甚至可称痛不欲生，这种病叫淋沥。那这个淋沥是怎么一回事呢？

《四圣心源·淋沥根源》曰："淋者，藏不能藏，既病遗溺；泄不能泄，又苦闭癃。"既病遗溺，又苦闭癃，这就是淋沥。时而频数不收，时而梗涩不利，这样的颠倒反复从精神上就能把人折磨得死去活来。更要命的是，每一次排尿都伴随着无法用语言表述的痛苦。导致这样令人痛苦的淋沥的根源是什么呢？

当然还是因为土湿木郁，木气往下偷袭，疏泄肾中的相火，相火与木气再一次短兵相交。不过这次，并没有一下子分出高低。与痢疾时金木持久对战一样，势均力敌的木气与相火在膀胱和肾之间进行一场殊死搏斗。木气突然强于相火，则尿频数不收；相火占上风时，则尿梗涩不利。不过与痢疾一样，胜负的结果不再是重点，值得关注的是相火与乙木在持续激战中对人体造成的伤害。相火要从膀胱走向肾，郁陷的木气从肾疏泄到膀胱，两者都挺强悍，这一对峙，乙木疏泄之力行不了，全作用在了附近的经络、脏腑中，造成剧烈的疼痛。

对付这样令人痛苦的疾病，显然得舍本先治标，所以肾气丸是不可以用了，那又应该用什么方呢？

桂枝苓泽汤

茯苓三钱　　泽泻三钱　　生甘草三钱　　桂枝三钱

芍药三钱

煎大半杯，热服。

甘草、茯苓、泽泻，培土燥湿；桂枝、芍药，疏木清风。桂枝苓泽汤起燥土升木之效，是治疗淋沥的根源，并没有对标进行治疗呀，如果这方可行，那还不如用肾气丸呢？

诸位言之在理，桂枝苓泽汤对于淋沥病的治疗只是定一个主线，在这之后，黄老也花了很大的篇幅来阐述该如何治标。黄元御在解释完桂枝苓泽汤的功效后，紧接着就说："若风木枯燥之至，芍药不能清润，必用阿胶。"细究起来，我们不难发现，乙木是伤害脏腑造成疼痛的直接攻击手，故要止痛，可先清除一些乙木。酸敛之芍药最常用于收敛木气，但如果郁陷的木气太强，就得用养血清风的阿胶。

"膀胱之热涩者，风木相火之双陷于膀胱也"，肝木和相火皆为温热之性，郁陷的乙木和相火纠结在膀胱，必然会导致热盛。此时膀胱的热涩要比单纯的闭癃严重得多，所以闭癃时尚可用含有附子的肾气丸，到淋沥时就不能再用了。栀子和黄柏一直是清下焦膀胱之热的妙药，用于此正合适。

阿胶、栀子与黄柏这三味药合用，既能清风润燥，又可泻热凉水腑。单单三味药就能把乙木和相火对战双方的大部分兵力都歼灭了，两者打不起来，疼痛必然能除。若再配以燥土升木的桂枝苓泽汤，标本皆可拿下，淋沥理当能好，所以小水牛斗胆借用一下黄老的肩膀，推出治疗淋沥根源的方。

桂枝苓泽黄胶栀汤

茯苓三钱　　泽泻三钱　　生甘草三钱　　桂枝三钱

芍药三钱　　阿胶三钱　　黄柏三钱　　栀子三钱

煎大半杯，热服。

淋沥病之所以令人害怕，除了疼痛外，还因会排出异常之物。乙木与相火久战，乙木怒而伤脏腑，脏腑一伤则必有血，所以淋沥的患者在小便勉强下注时，常会发现尿中伴有血。这其实也属于溺血症，所以用宁波汤治疗也是可以的。细心的朋友会发现，桂枝苓泽黄胶栀汤与宁波汤基本就没区别。如果血凝成块，宜用牡丹皮、桃仁化瘀行血。

膀胱热盛，壬水与溲尿在火的煎熬下，凝结成石，这在西医中称为肾结石。看到肾结石，大家就会想排石，所以一系列排石的方法应运而生。很多患者花了大量金钱，购买了昂贵的排石设备，一开始石头是排出来了，可过一段时间去医院检查，发现石头又"回来了"。"见石就排"与"见癌就灭"是一样荒唐可笑的，不把产生石头之根拔了，排再多的石又有何用？对于淋家下砂石，仍应守以桂枝苓泽黄胶栀汤，燥土升木并清膀胱之火，溲尿不再被火热煎熬，石头也就不会再生。当然也应该将已产生的石头排出，其实方法很简单，只要增加尿量，让石头随尿排出体外便可，所以加滑石、车前子利水通尿。

有的淋沥患者会排出粘连恶心的白物，这种白物为脾肺湿淫所化。脾湿水凝，肺中的痰涎和脾中的湿气下注膀胱凝聚，所以尿白物。对于淋家下见白物的症状，重用茯苓、泽泻燥土利湿则行。值得一提的是，有时候治疗咳嗽痰多的病人时，会出现痰消了，但小便却变得胀痛不利的情况。这其实是因为上焦的痰湿被赶到了膀胱，痰湿凝聚而不行，故导致小便不利。所以在治疗痰湿时，要辅以开窍利尿之药以行浊物。

淋沥因其严重的病症令病人痛苦，因其复杂多样的形式令医生头痛。然而双方只要能再多一些宽容和等待，携手战胜淋沥也不是难事。对吧？！

第三十论　反胃噎膈根源论——来看中医如何治绝症

吃喝拉撒是人一出生就会的能力，也是人能活下去的原因。

我们往往会在失去之后才知道要珍惜，可是有些东西一旦失去了，就很难再回来，就比如吃喝拉撒。要是大家现在突然吃不下饭、喝不进水、拉不下便、撒不出尿，想必我们就能立刻懂得，原来平时能正常吃喝拉撒是那么的幸福。可能有人觉得不能吃喝、不能拉撒很不可思议，但现实中还真就有这样的疾病，这种病在中医上称为"噎膈"。

噎膈是中医里少有的绝症，黄元御就曾说过："噎病之人，百不一生。"想想就不难明白，连吃喝拉撒都不能了，人离死亡其实已经很近了。刚刚论完便病和尿病，大家已经清楚不能拉撒的原因了，现在可能会对不能吃喝感到疑惑。关于吃饭、喝水，我们最常遇到的问题应该是食能入、入而反出的反胃。而反胃与噎膈之理又十分相近，所以在解决噎膈这个大病前，我们先来认识下反胃这个小疾。

反胃——脾约便秘之症也

《景岳全书》曰："盖反胃者，食犹能入，入而反出，故曰反胃。"与我们熟知的一样，反胃即是能吃，但吃了反吐出的疾病。而造成"入而反出"的根本原因是土衰不运。

食物和水进入胃中，若土气健运，脾阳善磨，食物和水能被运化成精华和渣滓，精华上奉以化气血，渣滓下传则成粪便。若阳衰土湿，脾阳不磨，食物和水只能堆积在胃中，久则逆而上涌。这道理是不是莫名地熟悉？没错，脾约便秘之理也是如此。阳衰土湿，食物运化很慢，渣滓下传得极少，零星断连，再加之木气不达，所以便艰而呈羊屎状。

事实上，反胃与脾约便秘就是同一个病，只是经常被分开来讨论而已。对于脾约便秘侧重于润肠排便，对于反胃侧重于降胃止逆，但其实只有合二为一，才能达到最好的治疗效果。饮食不消是导致"入而反出"的原因，脾阳衰而不运化又是饮食停滞不消的根本原因。所以反胃之治，应以补脾燥土为主，再兼以降胃、止逆、润肠便可。脾约便秘的治法亦与之相同。

姜苓半夏汤

人参三钱　　半夏三钱　　干姜三钱　　茯苓三钱

白蜜半杯

河水扬之二百四十遍，煎大半杯，后入白蜜，温服。

人参、干姜，温中补阳，恢复脾阳运化能力；茯苓，燥湿升脾；半夏，降胃止逆；白蜜，润肠通便。全方燥土回阳，使饮食能消化，自然吐能止。饮食能化，谷渣则可下传，再加以白蜜润肠，粪便行而通畅。

噎膈——中气衰败，上下之窍皆闭也

反胃是食物和水能入，但中土不运，所以反出而为吐。噎膈却是连给脾胃运化的机会都没有，因为食物和水根本就进不了人体内。

噎膈患者吃东西时，食物在口中咀嚼半天就是吞不下去，即使用尽力气，勉强下咽，也会立马吐出。除了吃、喝不下外，大便燥结不出，小便闭癃难行。上下之窍俱闭，吃喝拉撒皆废，绝症之名绝非浪得虚名。

噎膈是非常严重的疾病，可是根源却异常简单——土败。中土极度衰败，脾升胃降的中枢功能瘫痪了，紧接着肺不右降，肝不左升，整个圆运动已经要停下来了。

《四圣心源·噎膈根源》曰："阳衰土湿，中气不运，故脾陷而杜其下窍，胃逆而窒其上窍，升降之枢轴俱废，出纳之机缄皆息也。"胃逆则肺气不降，上之雾气不能化水而下，就会郁塞而化为痰涎。痰与浊气在上囤积，造成上焦胸膈闭塞不通，所以食噎不下咽。脾陷则肝气不升，清阳之气郁陷于下，疏泄之令不行；再加之肺金不化水，水谷二窍枯槁失滋，所以便尿都艰涩难行。

谷食不纳、糟粕不出，是噎膈最明显而又最具破坏力的特点。究其根源，这一切全因脾陷肝郁、胃逆肺壅。而胃逆还导致甲木不降，甲木逆行而克戊土，使得胸胁痛楚。

虽然噎膈之人，百不一生，但是只要病人还有一口气，就得努力延续他们的生命，说不定我们还能创出胜造七级浮屠的奇迹。

苓桂半夏汤

| 茯苓三钱 | 泽泻三钱 | 甘草二钱 | 桂枝三钱 |
| 半夏三钱 | 干姜三钱 | 生姜三钱 | 芍药三钱 |

煎大半杯，温服。

甘草培植中州，茯苓燥土升脾，半夏降胃开痞，三者合力恢复脾胃枢纽之功；干姜、桂枝，补阳达木；生姜行浊痰；芍药敛收胆木。

中气衰败是导致噎膈的根本原因，所以培土燥湿必是治疗的核心。但噎膈是重症，土气已经极其衰败了，却丝毫没用人参、黄芪等温补药来建中补阳，这其中的缘由等会再说。

噎膈的患者，上下两窍都闭塞不通，治疗时着重先开下窍。因为下窍开了之后，胸膈的浊气和痰涎能随二便同出，上焦变得清通，上窍自然也就开了。而开下窍的方法与脾约便秘和小便闭癃的治法相同，这里就再啰唆一下。因为肝木郁陷，大肠腑中行疏泄的木气很少，再加之肺金不化水，大肠腑干涩燥热，所以便难下行。苓桂半夏汤中干姜、桂枝两者温阳达木，使得疏泄之令能行。此外，可加肉苁蓉或者白蜜来润滑肠窍。

小便闭癃赤涩的问题在这里会更加复杂，因为不仅是木相闭癃于膀胱，更重要的是因为肺郁不生水，膀胱中根本就没有水可排。苓桂半夏汤中单用了一味祛痰的生姜，若是想清光上焦的浊痰是不可能的。其实用生姜是为了解肺郁，让肺敛降一些水入膀胱，再加疏木的桂枝、干姜，小便则能通行。

别看苓桂半夏汤既能升脾降胃，又可祛痰柔木，对于绝症噎膈来说，其实全方就只是为了开下窍。若是为了建中补土，显然是不够力度的。若是为了祛痰行郁，单一生姜也是远远不足的。所以，只有一个合理的解释，为了开下窍。

苓桂半夏汤再酌情加一些润肠行便、利水通尿的药，就可先开前后二窍。《四圣心源·噎膈根源》曰："下窍续开，胸膈浊气，渐有去路，上脘自开。"下窍开后，浊气和痰湿能下行而出，这时再重用一下陈皮、生姜、杏仁等祛痰疏利的药，胸中腐败之物就能更顺畅地清除。

待上、下两窍开通，体内的浊物悉数能出后，则要开始温补脾胃之路。培土补中是治疗噎膈的根本，所以温补之法是决定噎膈治疗成功与否的关键。四君子汤与黄芽汤最适合于培土补中。

一些救人心切的朋友可能会问，面对噎膈这样的重症，为什么要把治疗过程分得这么碎？何不温补与开通上下窍之法同时运用，这样标本兼治，效果不是更好、更快捷吗？讲的似乎都很有道理，但小水牛可以先告诉大家，要是着急把温补和开窍之法混而合用，那噎膈就再也治不好了。

无论是病人，还是西医，到了"无能为力"时，会把最终的希望寄托到中医身上（一直以来，小水牛都弄不清楚，这事是值得中医人骄傲还是悲伤？唉）。因为大家知道，中医治疗绝症有绝招，往往可以创造奇迹。但大家不知道，中医的绝招其实很普通，就是一个字——慢。

慢可以说是高深莫测的功夫，可却也是无奈之举。重症、绝症会比普通疾病复杂得多，想一招就战胜病魔是不可能的事情。就比如噎膈，噎膈的病人中气衰败的程度已经很严重了，是应该抓紧时间温补中气，但此时上下窍皆闭塞不通，若温补太过，必然会更加壅滞。而若重用疏利的药将浊物排出，则会更伤中气，此法虽能快速缓和病人的不适，却也加快了他们走向死亡的步伐。本极虚不能重补，标甚实却不可急泄，所以噎膈真的不好治。

略懂医术的人，诊到本虚标实，自信满满地行补虚泄实之法，一不留心，补则使其标更实，泻则令其本愈虚。现实中很多病人并非是病死的，而是被这样"医死"的，但可恨的是，追究起来，"实则泻之，虚则补之"，医生并没有犯下任何错误呀。这个世界，杀了人而不会身陷囹圄者，唯有庸医也。所以黄老经常将庸医称为竖子、比作阎王鬼伯，绝非恃才骄横，而是对那些遭受庸医毒手的患者爱得深沉呀。

治疗噎膈病，虽本虚，但却不能重补，所以苓桂半夏汤中并没有出现人参、黄芪等补中妙药；标实，却不能妄用疏利之品，所以采取了先通下窍、再开上窍的良计。在整个治疗过程中，补法和泻法要灵活、反复、交叉使用，泻一些标实，补一点本虚，像噎膈这样的绝症就有机会治愈。

中医治绝症的良方就是"慢"，不是懒懒散散的慢，而是慢条斯理的慢。在这个"慢"的背后，隐藏的是中医人在面对困难、危险时的勇敢和镇静。再回头看看如今治疗癌症时，那无所不用其极的治疗心态和手段，以及庞大的令人难过的因癌症而死去的人数，我们就会崇拜并爱上中医的"慢"。

第三十一论　口渴根源论——夸父逐日里的中医思维

"夸父与日逐走，入日；渴，欲得饮，饮于河、渭，河、渭不足，北饮大泽。未至，道渴而死。弃其杖，化为邓林。"

老师，为什么夸父等到入日时才觉得渴呢，之前就不渴吗？如果渴，为什么不边跑边喝水呢？而且他为什么要追着太阳跑啊，难道夸父是个傻子吗？还有老师，夸父是怎么做到把黄河和渭水一口气喝干的，他的肚子到底是有多大啊？还有还有，黄河被夸父喝干了，那现在的黄河为什么还有水啊……

待我问完这一连串的问题后，教室里爆发了同学们的笑声、掌声，还夹着一些欢呼声，只有老师板黑着脸，大喊："你给我出去！这节课你不用上了，以后我的课，你都不用再来了！"

学习《夸父逐日》的那节课是我人生第一次被老师赶出教室，当时真的很生气，觉得老师莫名其妙，并赌气再也不上他的课。后来还是灰溜溜地跑去跟老师说，我错了，老师问我，错在哪了？

"错在哪了？"这问题似乎比我提的那些还有意思，你们说我到底哪里错了呀？

后来在思考关于口渴的问题时，我才发现当年的"夸父事件"对我的影响原来这么深。

别人不想回答的问题，他们觉得荒唐可笑的问题，或许他们根本就回答不上来的问题，没关系，我可以自己寻找答案。你们可以把我逐出教室，但绝不能阻止我对真理的好奇和渴望，在任何地方，小水牛都不会放弃热爱追求"答案"的本性。

一说到渴，很自然会令人产生喝水的念头。没错，造成人口渴的源头正是缺水。但也有一些人无论怎么喝水都解决不了口渴的问题（就比如夸父，整条黄河都被喝干了，还是觉得渴），这是怎么回事呢？

对于这个问题，很多人的解释是阳虚不运水，所以渴。根据这个解释，就有人把造成口渴的原因分为阳虚和阴虚，阳虚又有脾阳虚与肾阳虚，阴虚又被分为火燥伤阴、阴液亏虚。这种归纳式的结论，加上五花八门的药方，硬生生把一个非常简单的问题复杂化，这纯粹是"没有困难也要制造困难"。其实真的不需要这么复杂，口渴就是缺水，只要补水就可以。

黄元御在《长沙药解》中论述粳米生津止渴时说道："止渴之法，机在益气而清金；清金之法，机在利水而燥土。以土燥则清气飘洒，津液流布，脏腑被泽，是以不渴。"这句话中的"脏腑被泽，是以不渴"道出了口渴的玄机。造成口渴的原因是缺水，更确切地说是因为脏腑缺水。所以只要让脏腑被水润泽，口渴的问题自然就解决了。故治疗口渴的方向是很明确的，不过方法却不是固定统一的，这其中的原因得从人喝进去的水如何被运送到脏腑说起。

从外界喝进体内的水，被脾阳蒸化为雾气（水蒸气）升于上；位于上的雾气，在清凉肺金的肃降作用下化为水；水下洒，润泽脏腑、经络，所以人不渴。通过这样一升一降，将喝进去的水分洒到全身，补充了脏腑的津液。而在这个看似简单的升降过程中，只要一个地方出问题，就有可能会造成脏腑因得不到水而口渴。在这其中，有三个关键点最易出现问题。

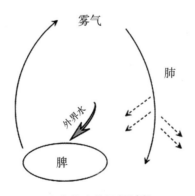

水在体内的运行过程

第一，饮水不足。饮入水不足，必渴无疑。随着活动出汗和大小二便带出水，如果人体内的水入不敷出，最终必然会因缺水而渴。不常喝水是一个很不好，甚至能致命的习惯。没有水，无论怎么运化也生不了雾气，化不了津液，最终会造成阴液亏虚，肾津、肝血不足。阴虚则不藏阳，阳气缺少了承载体就会飞脱于外，人就有生命危险。渴时滴水为甘露，切莫忘了口渴就喝水这个本能呀。

第二，脾不运水。水进入中土后，却形成不了雾云。形成不了云，自然也就不会有雨。而水在中土没办法变成雾气的原因，是脾湿阳衰。脾土中的阳气不足以蒸化水湿，水湿就只能待在中州，化为一潭死水。一些病人无论怎么喝水都依然口渴，很大的原因就是脾不运水。

请允许小水牛再调皮一次，我觉得夸父喝了黄河和渭水之后仍感到"不足"的原因就是脾不运水，所以小水牛认为即使他到了"大泽"这个纵横千里的大湖，最终还是逃不了渴死的命运。这么说，到底是调皮开玩笑还是别有依据呢？已经有了一次被赶出教室的教训，小水牛岂敢再有半点嬉笑。夸父与日逐走，在逐走的过程中显然会流非常多的汗，所以体内缺水是一定的。可是我们不要忽略了，跟太阳赛跑可是一件运动量特别大的事，必然会消耗很多阳气，而汗流出时，阳气也会外泄，所以夸父"入日"时是既缺水也缺阳气。此时本应该喝一碗人参清汤，补补阳气解解渴，可是夸父却没想那么多，见到水就喝，而且一口气喝干了黄河和渭水。这么多水一下子进入中土，原本虚少的脾阳就会更加衰弱，导致脾失去运化水的能力。水失去了脾阳的蒸化，变不了雾气，自然也降敛不成津液来润泽脏腑，所以夸父就算再把大泽喝干了，也还是会渴。

调侃坚持不懈追求梦想的夸父并不是小水牛的本意，我是想借此说一说关于运动后喝水的问题。在这个大家基本都能喝好、吃好的年代，运动逐渐成为一种时尚。大多数人为了健康而运动，殊不知，错误的运动方法反而会伤害身体，而这其中就包括错误的喝水方法。一场激烈的球赛下来，大汗淋漓，口渴难耐，拿起一大瓶冰饮，仰起头，一口而尽，爽呀！很多人在运动后会喝上一瓶冰冻的饮料来解渴，这看似很正常的行为，对人的健康却有着很大的危害。与夸父一样，运动后，人不仅流失了水分，还耗用了大量的阳气。此时人处在一个阳虚的状态，在这个时候大量的冰水进入人体，会损失更多的阳气，使得阳虚的情况更加严重。如果长期这样，我们就会越运动，阳气越虚少，越不健康。所以运动后并不适宜立即喝冰冷的饮料，应该先喝上一杯温水，暖一暖中土，使得脾胃的阳气恢复正常后，再喝一些冰饮也就无妨了。

第三，肺不化津。脾阳能运水，水能变成雾气上行，但如果肺气不降，雾气化不了津水，脏腑得不到津液的滋润，人还是会渴。雾气遇凉化而为水，水随金敛而降洒全身，而金敛又靠胃土右降。肺胃不降，还会导致相火上逆。所以降胃、凉金、清热是解决肺不化津而渴的核心方法。

以上是导致脏腑津液来源不足的三大原因，其中不喜欢喝水的问题小水牛表示无能为力，解决后面两个小问题倒是有一拙计。

苓芍麦门冬汤

麦冬三钱	半夏三钱	人参三钱	甘草二钱
粳米一钱	大枣二枚	茯苓三钱	芍药三钱

煎大半杯，温服。

甘草、茯苓，培土燥湿；人参，补脾阳；粳米、大枣，补脾精；半夏，降胃气；芍药，清上火；麦冬，清金润燥。全方集补津水、益气化云、清金降雨于一体，恢复水运化一升一降整个过程，从而解决口渴的问题。

乍一看，大家会以为这是黄老的方，实在惭愧，此乃小水牛一拙方。在《四圣心源》里并没有专门治疗口渴的药方，苓芍麦门冬汤是小水牛以《金匮要略》中的麦门冬汤加上了燥土湿的茯苓和清相火的芍药而成。麦门冬汤的原意是培土生金，凉金生津。小水牛不才，借用五苓散以燥土治渴的思想，添加了祛湿的茯苓。另外，加入芍药除清相火外，还以其酸味助收肺津。

愚钝之牛，万不敢与圣之仲景相提并论，然苓芍麦门冬汤却理当比麦门冬汤更合渴症。巨人肩膀之上，能视远焉。视不动经方为死规的人皆是顽固旧老头。不动则死寂，死寂则医道必灭。推古出新，进步之源泉耳，亦符中医之大道也。

第三十二论　消渴根源论——揭秘糖尿病

苓芍麦门冬汤以培土燥湿为法，运水化雾；用凉金敛肺为功，化气生水。凭着一升一降，将清水源源不断地降洒到大地万物中，按理只需要这一方便可解万渴。但事与愿违，还真就有一些渴症的病人，用这方是治不好的。不过这并不是方的问题，而是我们对于"渴"的思考还不够完善。

口渴的病人，其脏腑必定是缺水的，这一点毋庸置疑。可是导致缺水的原因不一定就是来源不足，还有可能是因为体内的水消耗得太过了。什么意思呢？如果脾土能蒸水化雾，肺能凉气生水，而此时脏腑因为有风火燥邪在耗伤津液，那病人同样有口渴的症状。所以在这种情况下，蒸气降雨，从源头补水的方法就不再有效了。这种"另类"的渴症，有一个名副其实的名字——消渴。

消渴之名一现，大家可能立马就对口渴不感兴趣了，思维也许一下子全跑到糖尿病了。

好吧，这也情有可原。据《新闻联播》的报道，截至 2013 年 11 月 14 日，中国糖尿病患者人数达 1.14 亿。1.14 亿是一个什么概念呢？大约 10 个中国人中就有一个是糖尿病患者。还有个更令人胆战心惊的数据，这个世界每 6 秒就有一个人因为糖尿病而离开。

之所以一提消渴，大家就会马上联想到糖尿病，是因为这两者有着极其相似的症状。但是小水牛负责任地告诉大家，糖尿病与消渴并不是同一种疾病。糖尿病是一组以高血糖为特征的代谢性疾病，而消渴是由消水而渴的病机得名的。切莫把这两种病混为一谈，否则两种病都治不好。对于西医，小水牛只是略懂皮毛，所以也不敢对糖尿病的治疗妄加议论。我们还是把心思放在研究消渴症上，希望在这些知识中，精通西医的朋友能对治疗糖尿病产生新的启发。我想替众多糖尿病患者祈祷，希望这些启发最终都可以化为战胜顽疾的利器。

"三多一少"的症状是让人们会将糖尿病和消渴病联系在一起的原因，所以我们也以这些症状为切入点，来了解一下消渴病。那到底"三多一少"是指什么呢？

多喝、多尿、多吃和少肉（体重减少）即是我们常常听说的"三多一少"。刚送走一个不吃、不喝、不拉、不撒的重症病人，却又来一个多喝、多吃、多尿的顽疾患者。说句真心实话，没有深厚扎实的知识和极其强大的内心保驾护航，医生很容易被复杂多变的疾病、不计其数的病人摧残成"神经病"。

单看"多喝、多吃、多尿、少肉"这组症状，是看不出个子丑寅卯的。但是把这些症状略微转换下，就可以变成"易渴、善饥、小便太过、消瘦"。古人对于这几个症状进行归纳，将消渴病分为"三消"：上焦水消，渴而多饮，为上消；中焦谷消，善饥而瘦，为中消；下焦尿消，小便淋浊，如膏如油，为下消。而造成"三消"的火邪也被他们准确地找出，所以也就有了针对"三消"不同部位的三类清火方式。如上消以清肺生津为主，中消用以调胃承气汤为代表的方降胃火，下消就行泻膀胱热、敛精水之法。

水、谷、肉、尿之消，必因火热，这道理不可置疑，但是不管火产生的原因，见火就清的方法显然不太稳妥。再者，"三多一少"中说的是尿多，而并非是小便淋浊，在消渴症中，虽然这两种情况都可能发生，但还是以尿频多为主，而火消尿之论并不能解释小便为何会频多。还有最后一点，把消渴分成三消，治疗思路和方法零乱而分散，硬把一个病活拆成三个病，着实太累了。

天性懒惰的小水牛最喜欢一句真理——大道至简。所以每当遇到这样复杂而又存在缺漏的医理时，小水牛瞬间就充满去质疑甚至要推翻他们的动力。在天性的指引下，凭着自己的能力去改变一些东西，让它们朝好的方面发展，这真的很有趣。

咦？这不是乙木和相火打架的图吗？是的，希望你们记住的不仅是图，还能回忆起关于尿病的理论。《四圣心源·消渴根源》曰："肝主疏泄，木愈郁而愈欲泄。泄而不通，则小便不利；泄而失藏，则水泉不止。"消渴病人大多小便不止，所以是"泄而失藏"。更确切地说，脾土湿寒，肝木郁陷不升，故向下行疏泄，乙木将肾中的阳气泄回膀胱，并一鼓作气狂行疏泄，溲尿失藏而出，所以水泉不止。

郁陷的乙木将相火赶回膀胱是尿病发生的直接原因，若乙木比相火强则病遗溺，若乙木比相火弱则病闭癃。遗溺和闭癃看似两种完全相反的疾病，实则疾病根源相近。所以，消渴病人有时会水泉不止，有时却小便不利。

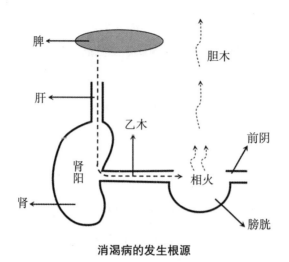

消渴病的发生根源

因为受乙木的攻击，相火失其蛰藏，陷于膀胱。相火本来由胆胃右旋而降于膀胱，如今降于下的相火封藏不了，相火右降的过程就会停滞，火性上炎，相火沿着下行的路上炎。

相火从下往上跑，上中下焦都可能受到相火之热的伤害。当火在下时，消其尿，则发生小便淋浊不通；当火升到中时，消其谷，谷物刚进入中土还没来得及运化，就被火邪烧得一干二净，肌肉失去营养的供养，故人日益消瘦；当火飞炎到上时，消其水，灼伤肺津，故人口渴多饮。这正是《四圣心源·消渴根源》说的："手少阳三焦以相火主令，足少阳胆经从相火化气。手少阳陷于膀胱，故下病淋癃；足少阳逆于胸膈，故上病消渴。"

当人们费尽心思，用尽五花八门的清火方法对付消渴的"三消"时，却怎么也不会想到，"三消"之邪热都只是相火和胆木两者风火合邪所成而已。上炎的相火联合胆木，从下焦烧到上焦，耗伤津血、谷物、溲尿。可能有的人会认为，就算知道了导致消渴的火是相火和胆木，最终还不是得清热泻火，"三消"的论治最后也是用泻火之法，这根本就没改变到什么，意义何在啊？

一个优秀的消防员，来到火灾现场后，绝不会立刻喷水救火。而是尽可能地了解起火的原因，争取在最短时间内把生火的源头清除，进而才能控制整场火灾。在面对热症时，记住了，连消防员都不急着灭火，我们瞎着急什么。

造成消渴病的直接原因是相火和胆木逆行，但究其根本，是因为乙木郁陷。乙木郁陷，愈郁愈疏，遂向下强行疏泄，将相火赶回膀胱，进而使得胆木上逆，造成了这场可怕的"火灾"。所以只要将郁陷的乙木扶升上去，相火不再受乙木的疏泄，能被肾水封藏，足少阳胆经中甲木和相火也能如愿以偿地往下降敛，火自然就清了，消渴也就不复存在了。

肾气丸

生地黄二两八钱	山茱萸一两四钱	山药一两四钱	牡丹皮一两
桂枝三钱五分	附子三钱五分	茯苓一两	泽泻一两

炼蜜丸，梧子大，酒下十五丸，日再服。不知，渐加。

茯苓、泽泻，泻湿燥土；生地黄、牡丹皮，柔木清风；附子，暖水生阳；桂枝，升肝达木；山茱萸、山药，敛肾精以藏相火。

这个能治疗遗溺和闭癃的肾气丸就是黄老口中的"消渴之神方"。事实上，这一点也不奇怪，消渴从疾病发生的根源看，与遗溺和闭癃几乎一模一样，所以用肾气丸治疗消渴病，势必也能药到病除。

《金匮要略》曰："男子消渴，小便反多，以饮一斗，小便一斗，肾气丸主之。"在本论中，肾气丸是以丸剂的形式原汁原味地呈现给大家的。这么做的目的，是想让大家注意到张仲景特意为消渴病创立的肾气丸中药物的用量。

肾气丸的功效为泻湿燥土，清风达木。从药量差别就可以知道，柔木清风之力会比燥土强，而且远盛于扶阳达木。按照我们刚分析的治病思路，燥土升木才是治疗的重点，可张老师却选择以柔木清风为核心，这到底是为什么呢？

这其实是一招"江湖救急"的妙计。没错，土湿木郁是消渴的根源，但导致那一系列痛苦的"三消"症状的魔头是郁陷的乙木。郁陷的乙木过于强大，以至相火外泄，从而酿成大火上炎的惨剧。湿土之下的木风太凶猛了，清除风木必是当务之急，所以张老师在肾气丸中用了最大量的生地黄来柔木清风。附子、桂枝虽能生阳达木，但怕其热性助肝热，故也只能少量入药。

肾气丸平息了郁陷的木风，也使得土燥木达，肝木得以缓缓上升。六气运动重新恢复了和谐的状态，相火能从容地敛降于下，藏于水中。消渴病用肾气丸治疗后，若仍有余火，可用白虎汤、三黄丸略微清火。

又是一次近乎完美的论治，愉快的浪花开始在体内骄傲地拍打起来，小水牛你怎么可以这么天才，这么帅呢？

等等！先不要急着骄傲，一些令人痛苦的事情正汹涌来袭。黄老是这么评价消渴病的："病之初起，可以救药，久则不治。"

"久则不治"，如此沉重的字眼，让刚泛起的喜悦浪花一下子又坠回到海底。是什么原因导致消渴"久则不治"的呢？

《素问·气厥论》曰："心移寒于肺，肺消。肺消者，饮一溲二，死不治。""饮一溲二"是消渴能置人于死地的真正主因。那什么是"饮一溲二"呢？简单粗俗点说，就是只喝了一份水，却能撒两份尿。

一个人喝进去的水，经脾阳蒸化为雾气，再由肺金凉降为水，其中一部分滋润脏腑、经络，剩下的才归入膀胱，形成尿液。假设水不化为津液，全部都进入膀胱，也最多能达到饮一溲一的程度。那问题来了，饮一溲二时，多排的尿从哪里来？

对此，黄御医是这么回答的："饮一溲二，是精溺之各半也。"没错，多出来的那一份溲尿为肾精。而这正是导致消渴"久则不治"的核心原因。

水寒土湿，木气郁陷而强疏泄，在下狂行疏泄之令的乙木不但能把相火赶回膀胱，还能将肾精泄出体外。这一泄，问题就严重了。肾精排出体外时，随之而出的是极其宝贵的肾阳。如果排精的现象持续下去而没有得到治疗，肾就会逐渐变成毫无阳气的冰泉，阳根衰败，生气全无，人则必死无疑。

小水牛认为，消渴或者是与消渴相近的糖尿病之所以难以治愈，易反复，问题应该就出在肾阳亏虚。普通的人看到明显的消渴热症很容易就会用清热泻火的方法，更有研究的人能找出郁陷乙木这个魔头，最后能知道补肾回阳的人就寥寥无几了。消渴原不是重症，却令许多人受尽折磨，甚至丢了性命。悲哀之余，医者是否应该找面墙，思过一下呢？

桂附苓乌汤

茯苓三钱　　泽泻三钱　　桂枝三钱　　干姜三钱

附子三钱　　龙骨三钱　　牡蛎三钱　　首乌三钱

煎大半杯，温服。

茯苓、泽泻，泻湿燥土；干姜、附子，暖水回阳；桂枝、首乌，达木荣肝；龙骨、牡蛎，敛精摄溺。

桂附苓乌汤的组方原理与肾气丸完全一致，其中最大的不同在于用敛精之力更好的龙骨、牡蛎替换了山茱萸、山药。目的也很明确，就是要加大敛精藏阳的效果，再加以附子和干姜，力求补回外泄的肾阳。

桂附苓乌汤和肾气丸还有一个差别，那就是附子使用的比重不同。作为治疗消渴病的常用神方，肾气丸中附子的用量比重小，这是怕燥热的附子助长消渴的火热。而当热症消除后，便可一门心思敛精补阳，放胆用附子。

消渴病的讨论到此先告一段落，没忘祈祷，不弃初衷，愿众多正在受苦的病人得到更恰当地治疗，早日康复。

第三十三论　肺病根源论——退一步的哲学

越琢磨中医，越能发现躲藏在其中精彩而智慧的哲学，也就越觉得中医迷人。倒也不必总是刻意强调中医中有哲学这个事实，因为这并没有什么值得炫耀的。

在极其平凡的生活中，随处都蕴藏着无比深刻、发人深省的哲学。相比生活，中医里的哲学实在不值一提。不过，在这个生活节奏很快，大多数人没有空闲去领悟生活中的哲学的时代，一切能让人停下来，用点心去思考哲学的东西都是那么的宝贵。

如木火一般积极努力向上的话，我们就不多说了。今天我想跟大家分享一下小水牛从肺金悟出的、至今最推崇的人生哲学——退一步。

枢轴运动，稚嫩的肝木挣脱寒水而出，在脾土的帮助下，苗壮成长为旺盛的心火。当所有人都在期待着，心火能逐渐强大到不可一世时，肺金出现了。在别人眼中是个奇葩的肺金，凭借着其清凉之性，在胃土的配合下，将心火敛降于水中。

因为"不识时务"的肺金的存在，大家所期待的如同烟火般辉煌灿烂的景象并没有出现。这如同一个正红得发紫的歌星突然宣布隐退一样，让人感到不解和可惜。

冒着被大火灼伤的危险，肺金毅然在上敛收心火，令上焦不至于过热而病阴虚。上火被金气敛收于下，下水得火，则不至于过寒而病阳虚。肺金将上焦强大的火引藏到下焦的水中，水得到阳气，而生气蓬勃，稚嫩的木气源源不断地从水中升起，木上达而化火。心火在旺健的木气支援下，能持久、强大有力地燃烧，让人在既不会阳虚也不会阴虚的健康状态下，精力充沛地生活。

这就是我喜欢肺金的原因。这就是小水牛崇拜的"退一步"哲学。当我们在外打拼得心力交瘁、难受得透不过气时，可以学学肺金，适时地退一步。退一步，让疲惫不堪的身体好好休息一下；退一步，听听自己内心最真实的想法；退一步，想想未来的路该怎么走；退一步，回家看看思念自己，白发满头的爸妈。

退一步，停一停，暂别这繁忙而慌乱的闹市，择一宁静小乡，去闻一闻自然本来的味道，亲一亲透着淳朴气息的土壤，摸一摸那透彻清爽的空气，聊一聊这世上最动听的家常。所有的烦恼与不快都能在这愉悦、恬静的生活中慢慢淡去。

"退一步"哲学美妙得让人沉醉。鉴于小水牛还要给大家说说肺病的问题，我就先醒了。那些已经沉醉得不能自拔的朋友，没关系，请继续。人生能有几回醉？难得退一步，何苦急着探前路。

"退一步"是肺金的哲学，也是它的本职工作。清凉的肺金在胃土帮助下，要将上之心火降于下，以暖肾水。肺金只用了"退一步"的收敛之法，就使得热收而上清，火藏而下暖。然而不幸的是，肺的疾病也都是从不退、不收开始。

咳嗽——肺胃之上逆也

古往今来，许多小有名气的医生都害怕治疗咳嗽，因为咳嗽虽是个小病，却很难缠，不易治愈。一不小心，多年创下的名声就可能毁于咳嗽。

小水牛彻夜挑灯思考了一番，觉得咳嗽之所以让医生有所忌惮，应该是对咳嗽根源认识的混乱导致的。正如我们常常听到的那样，咳嗽被分为寒咳、热咳、干咳、痰咳、虚咳、实咳。如果我们有心去研究，都可以轻易找到大量解释这些不同咳嗽的资料，当然还有各具特色的治疗方法。说句良心话，这样的分类并不能当作错误来批判，因为内容并不是错误的。但是这种小题大做，生生把一小病复杂成一本书的做法，着实应被摒弃。

《四圣心源·咳嗽根源》曰："胃土上逆，肺无降路，雾气堙塞，故痰涎淫生，呼吸壅碍，则咳嗽发作。"黄老只用了这一句话就概括了所有咳嗽发生的根本原因——肺胃上逆。

胃土右转，肺金顺下，雾气能化为津水下泽，气由上安静无阻地往下流通，则人不病咳嗽。若是胃土不降，肺金不敛，肺气就会郁滞于上，无法下行，势必就会上逆而出，人则病咳嗽。咳嗽本身是气上逆而出的表现，而造成上逆的原因自然是下行所阻。所以无论是热咳、寒咳、痰咳等，只要是咳嗽，就是肺气上逆。故治疗咳嗽时，只要能把上逆的肺气敛降下去，就可以轻松治愈这顽固的小疾。要敛收肺气，则必先降胃气，而胃气之降，又赖土燥健运。

姜苓五味细辛汤

茯苓三钱　　　甘草二钱　　　干姜三钱　　　半夏三钱

细辛三钱　　　五味子一钱

煎大半杯，温服。

甘草、茯苓，培土燥湿；干姜，温中散寒；半夏，降胃止逆；细辛降上逆之气，五味子下敛收肺气，二药合用，以强硬的细辛先对抗叛逆上行的肺气，再以温柔的五味子将平定的肺气顺通下去，一刚一柔，相得益彰。全方运土化湿，降胃敛肺，使得肺气顺下，咳嗽自止。

干姜是姜苓五味细辛汤中的点睛之药，也是争议最多的药。大家可能会认为，只是咳嗽，且不分寒热，就贸然用干姜，这样真的可以吗？

肺胃逆升是咳嗽之根，而其亦能导致相火上逆，相火上炎而不下藏，最终使得上热下寒。而寒水上泛则土必病湿，土湿则脾不升、胃不降，胃气不降则咳嗽愈甚。所以无论有无热证，只要金气不敛，上火不收导致下寒，人就会进入一个死循环，使得疾病更加严重，能令咳嗽这个小疾最终发展成重病。所以治疗咳嗽时，用干姜温中散寒，让中土不会因寒水上泛而湿寒加重，打破了疾病恶化的死循环，避免咳嗽往坏的方向演变。此外，干姜还能温阳健土，复升降之常，加快咳嗽治愈的脚步。

如果上逆的胆火刑伤肺金，造成上热，则可加芍药、贝母，以清火降胆。如果咳中略有血，不必过于担心，用侧柏叶加强敛气收血之力便可。

对于风寒咳嗽，我们要单独拿出来分析。风寒感冒伴随的咳嗽，其本质也是肺气上逆，但因风寒封闭皮毛的缘故，这时的肺气郁滞得更加严重。治疗时除了降胃敛肺，还需发散风寒。可以在姜苓五味细辛汤的基础上加生姜、紫苏叶，以散表邪。若表证非常明显，则应该把重心放在治疗风寒上，思路可以往小青龙汤的方向转移。

风寒初愈的咳嗽，也是常令医生和病人感到头疼的难题。咳并不严重，但就是总治不好，一咳可以咳上一个星期，甚至半个月。为什么会这样子呢？

黄老在《长沙药解》中给出了答案："外感之咳，人知风寒伤其皮毛，而不知水饮湿寒实伤其脏腑。"外感病发生时，风寒外闭，使得里气更加郁迫，进而导致浊阴不能下行。一些平素体弱阳虚的人，当外感病治愈后，中土却已经受到浊阴伤害，变得更加湿寒，进而导致肺金不降，因而成咳。如果此时医生认为是外感尚未痊愈之故，继而加用发表散邪之药，那么病人的中气愈加衰败，轻微的咳嗽慢慢地就被拖成顽疾。

对于外感余咳，仍守姜苓五味细辛汤，使中气健运，里气豁通，咳嗽自当消失。我们会发现，每次一感冒后，就会发生顽固咳嗽的人来来去去就是那几个，这跟他们底子弱有关系。所以除了治疗咳疾外，可建议他们服用四君子、黄芽汤等理中补阳的汤药，调理身子，以绝此患。

痰病——津液之上郁也

受"百病皆由痰作祟"这个观点的影响，大多数人都认为痰是极其恶心、万恶不赦之物。所以一遇到痰证，就会用尽一切方法祛痰、化痰、消痰。那这样见痰就消的治疗模式，有没有问题呢？问题可大了。

只要我们知道了痰的本质，就能明白那些一心攻痰的治疗方法统统是错误的，那痰的本质是什么呢？

《景岳全书》曰："痰即人之津液，无非水谷之所化。"痰的本质是津液，只不过是郁滞、停积的津液罢了。不可否认，郁积的痰湿会碍气血环周，隔精神交际，进而化生百病。但痰就好像那乱世的盗贼，其实都是曾经的治世良民。若不分青红皂白，见痰就赶，见贼便杀，这与封建统治者的残暴统治行为有何区别？痰是有罪，但绝不是罪恶的源头，将所有的矛头对准痰，这对痰本身是不公平的，而对于疾病的治疗也是不够准确的。

痰本身是人的津液，要想彻底消除并杜绝痰证，很自然地要了解津液变成痰的原因，把这个原因揪出来，再略施小法消一消已生的痰，万事便可大吉。那到底为什么好好的津液会变成痰湿呢？

《四圣心源·痰饮根源》："阳衰土湿，则肺气壅滞，不能化水。气不化水，则郁蒸于上而为痰。"阳衰土湿，中气不运，肺气壅滞而上逆。雾气遇凉金原本可以化为津水下泽，但如今肺金无下行之路，雾气化水的过程更为困难，纵然化生了水，也只能郁积在上，最终便化为痰。

胃土上逆，肺无降路，雾气堙塞，这是津液停滞变成痰湿的原因。雾气原本一门心思要变成津液向下走，刚到中州时，就发现前路被湿土堵死了，无奈揭竿而起，落草为寇。痰是被迫而成，已然有点"逼良为娼"的意思。所以我们如果只针对痰本身，是解决不了问题的。我们可以想一下，只用消痰的方法把痰消了，但土湿阳衰的根本问题没有得到解决，肺金依然不降，上的雾气和津液还是会再变成痰饮。可能有一些顽固的人会较真，我就认准了消痰之法，如果过段时间又有痰，我再消，就不相信永远消不完。小水牛告诉大家，这样做，痰还真的可能永远也消不完。

张景岳老师说："妄用克伐消痰等剂，则无有不败者矣。"所有消痰攻郁的药物都会败伤正气。频繁、过度使用消痰的方法必然会令土更湿、阳更衰，最终活生生把人往阎王那送。所以千万不要跟身体较真，不然他定以死相逼。

事实上，我们都把生痰之源找出来了，犯不着气急败坏地做蠢事。只要燥土泻湿，开肺金下行之路，绝生痰之源，再略消已形成的痰，真的就可以万事大吉了。

姜苓半夏汤

茯苓三钱　　泽泻三钱　　甘草二钱　　半夏三钱

橘皮三钱　　生姜三钱

煎大半杯，温服。

甘草、茯苓，培土燥湿；半夏，降胃土，以开肺金下行之路；橘皮、生姜行气降痰，泽泻燥湿利水，三药合用共同对付已经形成的痰，先以橘皮、生姜行滞气，降浊阴，把痰往下赶，再用泽泻利水，令痰从小便而出。全方燥土泻湿、利气除痰，既治本，又治标，痰病自当可去。

如果痰因为久郁而过于黏稠缠绵，用橘皮和生姜推不下去，则可以用功力峻猛的枳实，把痰打碎开来，痰便能下。如若因肺胃上逆，造成上热下寒，治法与咳嗽谈到的相同，这里就不再啰唆。

第三十四论　蛔虫根源论——这种减肥方法很要命

治病必先诊病，这是永不会错的真理。蛔虫病的诊断本不是一件困难的事情，甚至从名字就可以看出一些端倪。蛔虫病患者体内有蛔虫，虫有时会以吐、泄等方式排出体外。如果看到了虫体，判断自然就不会有错，但是蛔虫并不一定会从体内出来，而且蛔虫病的患者大多是不善言辞的儿童，所以蛔虫病的诊断实际上并没有我们想象中的那么简单。

单靠观察虫体的有无，对于辨别蛔虫病并不是一个有效、稳定的方法，我们还需要从其他方面入手。得了蛔虫病的人容易饥饿，刚吃饱，过一阵子就又饿，吃得多，饿得快，而且还会变瘦。能吃、易饿、显瘦是蛔虫病患者非常有特点的症状，好多人会好奇，怎么会有这么怪的病？吃那么多还那么瘦？

原因很简单，蛔虫在人体内会与人争夺食物，吃进去的食物还没化成气血精华，就被蛔虫吃了，而有了充足的营养，虫不断地在体内繁衍。人吃的食物基本都被蛔虫抢了，病人几乎时刻都处在一个饥饿的状态，所以出现能吃、易饿、变瘦这样看似怪异的症状。这怪异的疾病对患者来说无疑是种折磨，可是却也因为其怪异而更具有辨识度。当我们在临床上遇到病人吃得很多，却非常瘦小时，就要怀疑是否得了蛔虫病。接下来引导他们观察大便是否有虫体，有必要还可以借助西医的技术，让病人做一个病原学检查，看粪便中虫卵的情况，最终来检验我们的判断。

毫无疑问，杀虫会是治疗蛔虫病的核心。要想百战百胜，必先知己知彼，所以为了打赢治蛔虫这场战役，我们得先来了解下蛔虫。

谈起蛔虫，就会让人想到水果腐烂、鱼虾臭死在岸边、尸体久置腐烂等令人发恶的画面。那这么恶心的蛔虫为什么会出现在人体内呢？《四圣心源·蛔虫根源》曰："木郁则蠹生，肝郁则虫化。"《圆运动的古中医学》曰："虫乃人身肝木阳气化生而成，土湿木郁，然后虫生。"彭子益与黄元御的意思一样，都认为蛔虫是由人的木气郁陷而生。按这个逻辑可以得出一个可怕的结论——蛔虫的母亲是人类本身。那我们岂不都是一条巨大的蛔虫？这未免太诡异了。

事实上，这么诡异的事情是不存在的，现代科学的研究已经说明了人体内的蛔虫是来自于外界环境中的虫卵。虫卵是雌性蛔虫产下的，具有发育为成虫能力的卵。一条雌性成年蛔虫一天可以向外界环境传播20万个卵中。而这么多的卵借助着空气、食物、水进入了人体，发育成蛔虫。蛔虫在人体内肆无忌惮地产卵、繁殖，最终导致人得病。正如电视经常宣传的那样，注意个人卫生和饮食卫生，避免虫卵进入人体是预防蛔虫病的有效手段。现实否定了黄老和彭老关于"人生虫"的观点，也提醒了我们，中医并没有达到完美无缺的程度，中医仍然需要发展。

近乎疯狂的繁殖力使得蛔虫几乎无处不在，所以在日常生活中我们不可避免地会接触并食入虫卵，但并不会因此都患上蛔虫病，这是为什么呢？这是因为虫卵的发育和蛔虫的生长需要特定的湿温环境。《四圣心源·蛔虫根源》曰："凡物湿而得温，覆盖不发，则郁蒸而虫化。"蛔虫喜欢并只能在又湿又温的环境中生活，而这样的环境只有土湿木郁的病人才有。木为水火的中气，其气在寒冰和热火之间，正好为温气。当土湿脾陷时，肝木升达受阻，水火不能相交，上下不能相济。肝木与脾土纠结在一起，木的温气和土的湿气合在一起就形成了适合蛔虫生长的湿温环境。所以虫卵进入土湿木郁的人体后，就迅速地繁衍和生长，并与人抢夺食物和营养，使人得病。而虫卵若是进入了土燥木畅的人体内，找不到湿温的环境，生存不下去，就只能通过粪便排出体外，人则无病。

用使君子、苦楝皮这样暴力杀虫药来治疗蛔虫病是很多医生的第一选择。那样的选择是正确的吗？这么说吧，如果这选择是对的，那小水牛讲了这么多算是白讲了。略微夸张地说，用使君子来杀虫跟喝农药杀虫的道理是一样的。所以这显然不是一个好的选择，不到万不得已，不应该用这样杀虫一只自损一百的方法。

蛔虫病的治疗是要杀害体内的蛔虫，但用杀虫药是不够智慧的，破坏蛔虫适宜的生活环境才是正道。所以治理湿温的环境是治疗蛔虫病的重点，对于人来说，就是需要燥土疏木。破坏湿温环境也可以是将环境变成热火或者寒冰，这样当然也可以治虫，但虫尽之日也是人亡之时，所以那些想钻牛角尖的同学请趁早放弃，只有燥土疏木才是正途呀。

乌苓丸

乌梅三枚　　人参三钱　　桂枝三钱　　干姜三钱

附子二钱　　川椒二钱　　当归三钱　　茯苓三钱

煎大半杯，温服。

人参、茯苓，温燥中土；桂枝、干姜、当归，升肝达木润风燥；附子、川椒，暖水生木；乌梅，伏虫。全方重在燥土升木，清理湿温的环境，以达到彻底消除蛔虫的效果。

小小的一方乌苓丸蕴藏了黄老深不可测的中医功力，小水牛有幸带大家一探究竟。对于乌苓丸，黄元御的原意是要弄成药丸（上方汤剂的量是小水牛参考了麻瑞亭治疗蛔虫病使用药物的用量情况而修改的）；而张仲景治疗厥阴病，病人心烦口吐蛔虫时使用的乌梅丸也是以丸的形式送服药物。我们知道丸剂最主要是为了缓和药性，令药效更为持久。那为什么蛔虫病的治疗与众不同呢？

这是因为我们对付的是活生生的蛔虫，虽然使用了更为和谐、彻底的燥土疏木的方法，但无论如何都会威胁到体内蛔虫的生存。这样的威胁如果很强烈，体内的蛔虫就会异常窜动。蛔虫被迫逃向四周，进入脏腑经络，则可能造成更为严重的后果。所以乌梅丸和乌苓丸以丸剂形式入药，是想减缓药物破坏湿温环境的力度，采取一种温水煮青蛙的策略。小水牛知道丸剂的制作，但因其较烦琐而未行，所以还是以汤剂的形式推出了乌苓丸。那这样做就不怕药力较猛的汤剂会让蛔虫急了跳墙，上窜下跳吗？

不怕，有乌梅在，一切并没那么可怕。《本草备要》曰："虫得酸则伏，仲景有蛔厥乌梅丸。"蛔虫得到酸味时，就能安伏，乌梅拥有极强的酸味，既能伏虫，又能敛收风木，最适宜用于治疗蛔虫病。乌梅就像一针麻醉剂，能让蛔虫在毫无知觉的情况下死去。所以如果使用汤剂治蛔虫病，可以适当加大乌梅的用量，这样就不怕蛔虫窜动。

细心的同学会发现，平时燥湿时必用来培中的甘草这次竟然没有出现，这是为什么呢？大家还记得这一论开始的时候，我们说蛔虫会与人争抢食物吗？甘草能够培植中州，生气化血，自然能给蛔虫的生长提供营养，蛔虫一吃饱，活动力加强，跑动的能力得以恢复，所以又有"虫得甘则动"的说法。治疗蛔虫病一般不使用甘草，据此小水牛认为既然甘草都不能吃，那食物自然也得停，所以服用治蛔虫的中药时，应该避开饭点，最好选择在最饥饿的时候。

经过这一探究，大家应该被黄元御治疗疾病严谨和全面的能力所折服了吧。有时候小水牛也总是会忍不住感叹，神医之名真不是听起来那样的缥缈，而是对医术和治病态度都近乎完美的他们最贴切的赞誉。

即使讲到这里已有一些疲惫，但我还是想集中精力，对一种流行的减肥方法进行致命一击。这种减肥法效果极佳，而且不反复，对于单纯想减肥的人（这种单纯想减肥的人是指那些为了瘦，连命都不会顾及的无知愚蠢的人）来说，是一种完美的方法。这种方法是生吞蛔虫卵，让蛔虫成功寄生在人体内，人最终患上了蛔虫病，进而出现能吃、易饿还瘦的情况。

这种既能放开肚子吃，又能瘦的减肥方法符合了肥胖者所有要求，所以一时间像瘟疫一样传遍大江南北，但这绝对是一种极其变态的减肥法。如果蛔虫大量地在人体内繁衍，与人争夺食物，那么就会造成人营养不良，气血两虚。蛔虫很可能会到处乱走，钻进脏腑、爬进血管，最终会对人体造成无法挽回的损伤，甚至直接送人去见上帝。

爱美之心，人皆有之。可是不要到临化白骨时，才知道原来活着才是最美。那时连哭的力气都没有了。

第三十五论　月经根源论——好好爱身边的她

带着不适甚至是痛苦还要继续学习、工作，每个月的那几天对于广大女同胞来说，真的会很难熬。但是男同胞却总认为她们小题大做，莫名其妙。"人于不病时，岂知病时恶"，没来过月经的人，都没有资格藐视她们的痛苦。况且作为一个男人，照顾自己的女人是独有的天职。所以不仅要断了质疑的念头，还要为了减轻她们的痛苦去做一切的努力。女同胞们，你们认为在理不？

小水牛觉得，一个能让自己的女人舒服度过那几天的男人才会是好男人（为什么呢？因为按这个标准，我也可以是个好男人，哈哈）。

具体面对月经不适的问题时，得先了解一个重要的问题——女人为什么会有月经？这个问题由小水牛来解答总略显尴尬，但也不得不说。事实上流了几十年的血仍不知道为什么要来月经的大有人在，这是很不应该的。

一个女性的卵巢中有几十万个原始卵泡，但其中只有 400 ～ 500 个能发育成熟。在"二七"（即青春期开始）时，卵泡就会陆续开始成熟，并排出卵子。每个月卵泡排出唯一的卵子后，会发生结构变化，变成黄体，黄体会分泌雌性激素和孕激素。在卵泡开始成熟到黄体形成之间，子宫内膜受到雌性激素和孕激素的刺激，不断地增厚。子宫内膜之所以增厚，是为了给可能到来的新生命（受精卵）一个安全、舒适的生活环境。

卵子从排放出来算起，总共有 48 个小时的寿命。如果在这段时间内，卵子与心爱的精子邂逅了，就会结合在一起，形成受精卵。随后，受精卵会从约会的地方（输卵管）进入早已为其准备好的新家（子宫）。当然如果顺利的话，受精卵就会在子宫内成长，黄体会变成妊娠黄体，维持妊娠的继续。

正如我们所熟悉的那样，怀孕了，月经就不会来了。可我们还是不知道月经到底是什么呀？为什么怀孕了就不来了呢？

如果卵子在成活的那两天内，精子没有如期赴约，卵子就会死去。由卵泡变成的黄体在排卵 14 天后，就会萎缩而不再分泌雌性激素和孕激素。子宫接收不到从黄体发来的信号，知道并没有怀上孕，一怒之下就把辛苦搭建的爱心屋给毁了，所以子宫内膜脱落而出，引发出血，便成了月经。

用一句话来总结，月经就是子宫为了迎接新生命特意增厚的内膜，在得知没有怀孕的情况下脱落而出的表现。

《素问·上古天真论》曰："女子二七，天癸至，任脉通，太冲脉盛，月事以时下，故有子。"中医对于月经的认识，基本还是停留在这句话上，这必然远逊于西医完整的解释。但是没关系，我们可以向西医学习呀。

任脉，为阴经之海，主胞胎。太冲脉为五脏六腑之血海，脏腑中血最终都归为太冲脉。简单地说，任脉是一条能给胞宫（即子宫）输送气血（营养）的经脉，而太冲脉是全身的血在此聚拢的经络。

月经是子宫内膜脱落而成，而月经中的血自然是用来养育新生命的。据此我们可以将"女子二七，天癸至，任脉通，太冲脉盛，月事以时下"理解为：女子在 14 岁左右，天癸（现多认为是卵子和促进生殖的物质）就产生了，任脉畅通，而人具有了生殖的能力。当太冲脉中血盛时，血就会传于任脉，储备在胞宫（即子宫），作为养育新生命的营养。如果新生命并没有形成，胞宫中的血没有用武之地，不断蓄积，最终满而溢脱，则为月经。

还是用一句话来总结：月经是冲脉中的血，通过任脉流向胞宫，以准备养育生命，无奈阴阳交合失败，只能满而外脱的表现。

解释的方向虽然不一，但都说明了同一件事——月经中的物质原本都是为养育新生命准备的。所以女性的月经状态直接提示了一个人怀孕的能力，也体现了其健康的程度。故广大亲爱的女性们，要时刻注意自己的月经，出现问题得妥善处理，切莫耽误了做妈妈这件伟大的事情啊。

为了培育下一代，各个脏腑会省吃俭用，尽可能把更多的血一点点流向冲脉。等到冲脉中的血足够了，血就会通过任脉流进胞宫。由此可见，月经之血来自冲脉，冲脉之血源于脏腑。《四圣心源·经脉根源》曰："血藏于肝而总统于冲任。"神医之所以为神医，是永远会比凡人看得更远一些。黄老提醒了我们，冲脉的血由脏腑中的血汇聚而成，全身所有脏腑经络的血又都由肝血所流注，所以究其根源，肝血才是月经之祖。

《四圣心源·闭结》曰："血者，木中之津液也，木性喜达，木气条达，故经脉流行，不至结涩。"健康的女性，肝木升发畅顺，木中的津血能源源不断地灌注到全身，则冲任的血能如期而盈；当冲任充盈时，条达的木气能令经脉通行。血可盈，行可畅，所以月经不为病。如果肝木抑郁不升，木中的津血未能灌注于全身，冲任不能被血充盈，则经无血可行而病闭经；木气不能条达则疏泄不行，冲任中的血缺少木之温气会凝瘀而不行，郁陷的木气还会上冲克脾土而病腹痛。血不盈、行不畅是导致月经病的主要原因，其根源皆责肝木。所以治疗月经诸病，要以肝木为论治核心。

月经腹痛——郁木克伤脾土也

月经期间的腹痛，对于绝大多数女性来说，就是如同噩梦般的存在。本着急人所急的有爱原则，我们先来看看，如何才能让身边的她逃离疼痛的折磨。

我们知道，月经之血由肝血灌注而成。如果土燥木达，则肝血会慢慢灌注到冲脉，进而入胞宫血室。待血室充盈，月经则下利，整个过程通畅无阻，所以人无疼痛。可是如果水寒土湿，肝气抑郁而不达，血就没法正常到达冲脉。女性身体里每个月总要多出来充盈血室的血就会在肝中蓄积。随着肝血不断蓄积，木气上达的路越加拥堵，木气也就壅迫得越厉害。

当木气再也压抑不住时，就会怒而上冲，克伤脾脏，所以腹痛。上冲的木气虽然克伤脾土，但也如愿地把血送到冲脉，以成月经。所以血下之后，经脉疏通，肝中的血一下子少了很多，木气随之松和，痛也就止了。

很多人月经前疼痛不堪，严重时痛得不能下地行走，可是血出后，却又立刻恢复正常。这就是经前腹痛，根源为土湿木郁。治法当以温燥水土，疏木通经，让肝血能和缓、顺畅地灌注到血室。

另有一部分人平时就血虚，月经血下之后，肝血要去填充血室的空虚，就会造成血虚肝燥。肝木失荣，枯燥生风，刑伤脾土，所以腹痛。这就是经后腹痛，根源为血虚。补血同时，仍需燥土升木，因为只有木达风才能散。

经前腹痛

苓桂丹参汤

丹皮三钱　　甘草二钱　　丹参三钱　　干姜三钱

桂枝三钱　　茯苓三钱

煎大半杯，温服。

甘草、茯苓，培土燥湿；干姜，温中助阳；桂枝、牡丹皮，达肝疏木；丹参，疏木通经。

苓桂丹参汤以燥土疏肝为主线，令肝血能顺利灌注到血室，再以丹参通经，使得经脉通畅，经血下利，腹痛自去。

经后腹痛

归地芍药汤

当归三钱　　地黄三钱　　首乌三钱　　甘草二钱

桂枝三钱　　茯苓三钱　　芍药三钱

煎大半杯，温服。

当归、地黄、首乌，补血荣木；甘草、茯苓，培土燥湿；桂枝、芍药，达木清风。全方大补肝血，并燥土达木以清风，风止腹痛则除。

木气抑郁不通则经前腹痛，肝血亏虚不荣则经后腹痛。若为了预防疼通，月经前几天可以服生姜茶，以升达木气、疏通经脉。月经来时，为避免血虚腹痛，可以喝较浓的红糖加大枣水，以滋养肝血。

经闭与月经后期——缘于肝木之郁

一些女性对于月经腹痛根本就不感兴趣，因为她们压根就很难来月经，或者几个月才来一次。每一次的月经痛对她们来说，或许都带有一种卸下包袱的愉悦感。显然，闭经的问题要比经痛可怕得多，因为这意味着身体没法正常为新生命准备营养，人容易不孕或流产。那造成闭经的原因是什么呢？

《四圣心源·闭结》曰："木气郁陷，生发不遂，则经血凝滞，闭结生焉。"木气郁陷不达，经脉中的血缺少温热的木气，则凝滞不行。经脉不通，经血没法出行，所以病经闭。倘若只是木气郁陷，木气不断积聚，始终可以往下狂行疏泄，也不至经闭。所以木气不但郁陷而且还萎靡不振。

水寒土湿，生气萎靡，肝中的木气虚少。木气虚少，疏泄之力弱，而且湿土阻挡了上行之路，所以木气只能老老实实地待在肝里。木气无法行使疏泄之令，肝血亦无法顺利灌注到全身，冲任自然达不到充盈状态。血之量少且凝滞不行，冲任难以顺下而为月经。如果没有治疗，就只能等那一丝能上行的木气一点点将血送到冲脉，再一点点推着血下行，所以有的人几个月行经一次，甚至一年才来一次。

试想一下，一年才来一次月经，血是一年积累下的久血，生气暗淡，如何能养活新生命？所以闭经者多数怀不了孕，侥幸怀上的，最终也会因气血供养不足而流产。

木气萎靡不升是闭经的根源，治法当以暖水燥土，以生木气，并达木通脉。然而因为乙木郁陷，甲木逆升，常常伴生上、下热。所以为了避免助热，大热暖水之法唯有等热退后才可行。

月经后期，即月经比平常来得要晚，原因与经闭一样，皆为木气萎靡不升。如果是偶然的月经推迟，只是说明了短期内身体变得阳虚，未至于不孕。如果每个月都在推迟，则是在往闭经的方向发展，此时就有不孕的危险。所以当月经推迟时，就得立刻治疗，恢复健康的生活方式，避免悲剧的发生。

桂枝丹皮桃仁汤

桂枝三钱　　芍药三钱　　丹皮三钱　　桃仁三钱

甘草二钱　　茯苓三钱　　丹参三钱

煎大半杯，温服。

甘草、茯苓，培土燥湿；桂枝、牡丹皮、芍药，达木清热；丹参、桃仁，通脉行瘀。全方燥土升木兼通脉，让肝中的木气能上达，行使疏泄之令，将血送到冲脉中，并顺利下通而为月经。

甲乙相表里，若乙木郁陷导致甲木上逆而为热，可加黄芩清上热。若血在经脉中凝结成块，用桃仁、丹参仍不能化，可加鳖甲、水蛭、虻虫以破血逐瘀。治疗闭经时，大多数人第一反应就是破血开通，但是攻血之法要慎用。因为闭经之人，生气不足，妄行破血药会徒伤正气，人更为衰弱，此次能通，下次却更闭。

桂枝丹皮桃仁汤能让郁陷的木气上达，令经脉流行，而月经可下。但并未能解决木气萎靡的问题，所以用桂枝丹皮桃仁汤通经开闭后，还得以暖水燥土之法恢复其生气。待生意盎然，木气升腾，血荣脉通，经则没有再闭之理。

月经病之所以容易反复，抛开错误的治疗方法不说，很大原因是大家忽略了病的根源。月经病并不像感冒、发烧一样，治好了就可以。治疗月经疾病，最重要的是从月经的问题看出身体的健康状态。只有恢复了健康，才能彻底解决月经的问题。

崩漏与月经前期——因于木气之陷

《四圣心源·崩漏》曰："经脉崩漏，因于肝木之陷。"闭经与崩漏从症状看是截然相反的疾病，可是根源却都为肝木郁陷，如此奇怪的事情又得困扰初学者好一段时间了。所幸的是，这样的事情对我们来说已是司空见惯了。

同是肝木郁陷，但与经闭的萎靡不同，崩漏之人郁陷的木气偏盛，主要原因是脾阳陷败。脾湿阳衰，不能发达木气。原本就不会衰弱的木气，越受阻碍，就越想疏泄，往上行不了，就把憋着的气全往下发泄，肝血被木气下泄到血室。这样就导致了未及一个月，血室先满，月经则提前。而当月经血下时，如果郁陷的木气仍很旺盛，则会不断往下疏泄，造成血流不止，这就是崩漏发生的原因。

月经提前与崩漏同理。如果是偶尔的月经提前，可能只是近期暴饮暴食或者劳伤过度，使得中气损伤了，没法升发木气。如果每个月都提前，则说明中气不断在衰败，阳气不断虚少，久则演变成闭经不孕。所以当月经提前时，就得温补中气，避免中气往衰败的方向发展。

温中健脾是治疗崩漏和月经前期的核心。相比闭经而言，木气并没有虚衰，这是值得庆幸的。如果木气衰弱，说明阳虚得很严重，此时土湿阳衰必然更加厉害。如今木气并没有衰，说明了土湿阳衰并非十分严重，治疗当然也就更为容易。所以，同样是月经疾病，早来胜于晚到，血多强过血少，频多好于不至。

桂枝姜苓汤

甘草二钱　　茯苓三钱　　桂枝三钱　　芍药三钱

干姜三钱　　丹皮三钱　　首乌三钱

煎大半杯，温服。

甘草、茯苓培土燥湿，干姜温中补阳，三者温阳升脾，以开木气升发之道；芍药、何首乌，柔血清风，收敛下泄的郁木；桂枝、牡丹皮，达木疏肝。全方健脾燥湿，并升达肝木，令木气能上达则不再郁陷，并兼以柔血清风，使得木气不再往下疏泄，崩漏自止。

如果崩漏很严重，可以加灶中黄土补中敛血，牡蛎、龙骨保血止脱。中气亏虚，食欲不振，可加人参补脾阳。

月经之血来自冲任，总源于肝。所以月经病的治疗当以疏肝达木为主，令冲任血盈能行则无病。但平时的调养却应该着重温土健脾。脾胃是生化之源，气血由水谷化生而成。无论是行疏泄的木气，还是承载木气的血，都是由土气运化而来。

民间有句俗语："要抓住一个男人的心，得先抓住他的胃。"但事实上，女生会更容易折服在美食面前。喜欢甜甜的雪糕，香脆的炸鸡腿，对麻辣火锅也不会抗拒，对于那些吃了不会饱，但却美味得不得了的零食更是爱不释手。

女生爱吃是天性，因为她需要更多的营养去孕育生命。但因为吃的食物太过冗杂，脾胃很容易受到伤害，所以要常常健脾养胃，保证中土运化功能正常。

女生除了爱吃之外，还爱美。这原本也是一件特别美好的事情，因为漂亮的女人是男人眼中最美的风景。但受到外邪（某国）之歪风的影响，大家在爱美的道路上走错了方向——以瘦为美，逐渐取代了以丰润健康为美的思想。为了能瘦一点，再瘦一点，节食成为她们变美最直接的方式。原本女生就应该吃得多，吃得好，以储备更多气血养育下一代。强忍着肚子饿，少吃饭，不碰肉，实在不行，喝水充饥，如此下去，因为来源不足，体内气血变得亏虚。在亏虚的情况下，每个月还得贡献一部分营养出去，常常致脏腑于捉襟见肘的困境，最终导致脏腑机能失调，各种疾病接踵而来。

身边很多女生总会问小水牛，这个玫瑰花能治月经不调吗？嘿，听说蜂蜜水和红糖可以止经痛，是真的吗？网上说月经期不可以喝生姜水，有道理吗？

面对月经问题，他们永远都是如此的好问。事实上，不需要整这么多问题，平时好好吃饭，让气血储备充足，再保持好的心态，令肝气在愉悦中畅顺就可以了。

还是那句话："血可盈，行可畅，月经不为病。"

第三十六论　胎孕诸病根源论——母爱无疆

说起母爱，就算是再不善言辞的人，也能轻易把听众感动得落泪。从我们有记忆起，无数生活点滴的回忆都印记着浓烈的母爱。其实妈妈对我们的爱，从她怀上我们那一刻起就注定是这么伟大的。

"天癸至"的女性，每个月都会为可能到来的新生命准备一次气血，而常常只是空欢喜一场，最后白白流走了气血，便成了月经。而当新生命真正降临之后，这些在冲任中的气血能立马派上用场，开始养育生命。所以怀孕后，月经也就停了。不仅如此，怀孕之后，女性身体中的母爱似乎一下子被激发出来，全身的气血都恨不得全涌入子宫，以养胎儿。而子宫位于下焦，所以孕妇之脉，候下焦的尺部大多滑数倍常，一派气血充实的景象。正如《难经》所言："尺中之脉，按之不绝，法妊娠也。"

浓浓的母爱能让我们茁壮成长，可是也总会在不知不觉中伤害到妈妈本身。当气血源源不断地传送到子宫，妈妈还沉浸在养育新生命的幸福时，浑然不知，体内的脏腑可能已经因气血不足而出现问题了。气血不足是孕妇，特别是早期孕妇最容易出现的问题。所以怀孕初期，孕妇容易出现嗜睡、疲劳、乏力、食欲减弱等正气虚弱的表现。气血不足，轻者影响脏腑运转，重者导致胎儿营养不良，继而出现胎不长、胎动、流产等问题。

除了气血不足外，胎儿本身也可能阻碍母体气血的运行，继而影响六气圆运动，引起各种身体不适和疾病。

所以在照顾孕妇期间，着重注意气血是否亏虚以及气血是否运行顺畅，便可令母子平安。

初孕恶心呕吐——中气凝郁之故

在人们的印象中，恶心呕吐就是怀孕的标志。可是大家有没有想过，为什么一怀孕就容易恶心呕吐呢？而照顾早期的孕妇，天天炖鸡汤、煲人参当归给她补身子的做法又是否正确呢？来，跟着小水牛去一探究竟。

《四圣心源·结胎》曰："胎之初结，中气凝塞；升降之机，乍而堙郁；冲和之气，渐而壅满。"胎气初结之时，气血积聚在冲任中，造成体内气血运行不畅。新生命的突然加入，打破了原本和谐的六气圆运动，使得中气凝郁，脾胃运化停滞，所以饮食不消而恶心呕逆。三个月后，胎儿成形，母子气血相通，中气回环，则一切恢复正常，所以能食而呕吐渐止。

要强调一点，这里的中气凝郁并非因为阳衰土湿，而只是一种单纯的停滞。所以治疗的时候，以行郁理气，让圆运动重新运转起来便可，不可行温补之法，否则中土必定更郁。

豆蔻苓砂汤

白豆蔻一钱　　杏仁二钱　　甘草一钱　　砂仁一钱

芍药二钱　　　丹皮三钱　　茯苓三钱　　陈皮一钱

煎大半杯，温服。

甘草培植中气，并统领诸药；白豆蔻降胃止呕，茯苓提升脾气，二者一升一降，再加一味松土开郁的砂仁，令中气恢复运转；杏仁、陈皮降浊通气，牡丹皮善行肝血，三者升肝降肺，让四象轮回；芍药清上逆的胆火。

豆蔻苓砂汤中各药的用量均很少，说明了只要稍微理气开郁便可令圆运动重回正轨。而事实上，用半夏茯苓汤（全方由半夏三钱，茯苓三钱组成）也未尝不可。茯苓升脾、半夏降胃，六气自能成圆。

孕早期的恶心呕吐并不难治，因为中气只是略微郁滞。但是很多人一怀孕，就害怕宝宝会饿着，用尽各种方法进补。什么乌鸡炖人参、阿胶煮红枣、蛋白粉、牛奶等，吃得不亦乐乎。原本应该行郁理气，却进服大量的滋补之物，最后必然会造成壅滞更为严重，孕早期反应越加剧烈。所以刚怀孕的人并不适合大补，得行理气开郁之法。待食欲增加后，孕妇那时想吃什么方可吃什么。

高龄或平素体弱多病的孕妇，除出现恶心呕吐的症状外，还多伴有肢体乏力、困倦欲睡等精力不足的表现。这就不是单纯的中气郁滞，而是阳衰土湿。平时身体虚弱，怀孕之后，胎儿会从母亲汲取气血，母体气血就会越加亏虚。而气血亏虚的根源为阳衰土湿，因为脾胃是气血生化之源。治疗时当以温中健脾为主法，如用六君子汤和人参橘皮汤之类，恢复中土运化水谷的能力，则气血自能滋生。

如期月经——不必总是那么惊慌

正常情况下，在结胎之后，冲任之血要下行养育胎儿，不会再有盈余而下为月经，故经断不行。所以孕妇在怀孕之后，如果发现仍会在该行经的日子流血，往往就会惶恐不安、万般紧张。小水牛想告诉大家，不必总是那么惊慌，事情的真相不一定就如看起来那般吓人。

《四圣心源·胎漏》曰："结胎之后，经水滋养子宫，化生血肉，无有赢余，是以断而不行。"从黄老这句话，可以知道"无有赢余"是断而不行的原因。可是会有一些禀赋非凡的女人，身体的血既能养育好胎儿，还有赢余，仍能形成月经。故张景岳说："母气壮盛，萌胎有余而血之溢者，其血虽漏而生子仍不弱，此阴之强也，不必治之。"所以平时身体非常健壮的女性，如果怀孕后仍如期来月经，大可不必惊慌。不过前提是月经的量必定要比以前少，而且不伴随着腹痛、腰痛、胎气窜动等堕胎前兆。

如果孕妇体内原有瘀血，或者在妊娠过程中，因为肝脾阳弱的问题导致了血瘀。随着胎儿渐长，血块与胎儿共同阻碍了经络，使得血流不畅。血在下不断蓄积，亦可能满而溢出，表现出流血的症状。这种情况的流血也无须过分担心，并非是胞宫受伤流血，没有危及胎儿。此时按其胎左右，必有血块，孕妇舌苔定有瘀点。治疗时，以燥土升木为法，令木气升达畅顺，再兼以化瘀行血之药。血块消除，脉能通行，则不再流血。

桂枝茯苓汤

桂枝三钱　　茯苓三钱　　甘草二钱　　丹皮三钱
芍药三钱　　桃仁三钱

煎大半杯，温服。

甘草、茯苓，培土燥湿；芍药、桂枝，柔肝达木；桃仁破血化瘀，牡丹皮疏木行瘀，二者一破一行，瘀血则消。

桂枝茯苓汤是守以燥土达木的血瘀治疗定法，但其化瘀的力度明显不及破瘀汤，不过这却是有意而为之的。胎为血肉所组成，在一定程度上，可以看成是一团壅滞在下的气血。若行破血化瘀之力太强，不仅会消除瘀血，还可能会伤到胎儿。这就是为什么孕妇禁用药，大多为水蛭、虻虫、穿山甲、藏红花等破血逐瘀之力甚猛之药的原因。所以治疗因血瘀导致妊娠下血时，切忌急功近利，应当缓之、消之。

堕胎——谨防郁木下贼灵胎

对宝宝满满的爱和对未来幸福美好的憧憬，都将随胎堕而烟消云散，小产堕胎必是孕妇最不愿意见到的事情。所以在整个孕期过程中，如何防止堕胎必是重中之重。

气血灌溉不周曾一度是导致小产的主要原因，不过随着生活变得富裕起来，这种情况有了很大的改善。现今导致堕胎的原因更多的是肝木郁陷。

《四圣心源·堕胎》曰："命门阳败，肾水渐寒，侮土灭火，不生肝木，木气郁陷，而贼脾土，此胎孕堕伤之原也。"普通人（非孕妇）水寒土湿，木气郁陷于下，常郁而成风，往下行疏泄之令。郁陷的木气往下疏泄粪便、溲尿、肝血、肾精等，造成泄泻、小便不止、血脱、精遗等疾病。可以这么说，下焦任何能疏泄的东西都可能被木气疏泄出去。

而对于孕妇来说，这是一件非常恐怖的事情，因为胎儿也在下焦。如果孕妇水寒土湿，郁陷的木气必然会伤害到胎儿，轻者造成胎动，甚者胎漏经血下流，最严重的是胎耳化成一滩死血而下。

不过也不需要太过恐慌，因为胎儿往往不会一下子就没了，在他受到伤害时，会向母体发出求救信号，这个信号就是腰痛。《景岳全书》曰："妇人肾以系胞，而腰为肾之府，故胎妊之妇最虑腰痛，痛甚则坠，不可不防。"腰痛为木陷于水，结塞郁击肾脏所致。所以如果孕妇出现腰痛的症状，就要知道木气已经郁陷了，可能危害到胎儿。此时得以燥土升木为法，将郁陷的木气升发上去。

姜桂苓参汤

甘草二钱　　　人参三钱　　　茯苓三钱　　　干姜三钱

桂枝三钱　　　丹皮三钱

煎大半杯，温服。

甘草、茯苓，培土燥湿；人参、干姜，温中暖水；桂枝、丹皮，升达木气。

若木郁生热，可加芍药、阿胶柔木清风，加砂仁行郁消满。若水寒不生木，可加附子暖水生木。木能升，风可停，则腰痛止而胎儿安。

木气郁陷容易导致流产，这也提醒我们，孕妇切勿动怒。一动怒，肝气就郁滞不升，胎儿则会有危险。可是，我们知道妊娠期间，胎儿的成长会影响母体气血的运行，再加上孕妇对即将成为妈妈而焦虑，容易出现情绪波动。稍微遇到不顺心的事就可能大发雷霆。照顾这种孕妇，除了可以用逍遥散疏通木气外，更多的应该是陪伴。

陪在她的身边，在她情绪波动时，讲笑话逗她乐；陪她到处走走，呼吸新鲜空气，一起置办宝宝出生的用品。不要说忙，说累，因为我们并没有资格，特别是在因为怀孕而受了无数痛苦的她面前。

产后恢复——"坐月子"真的很有必要

十月怀胎期间，胎儿不断汲取母体的营养而逐渐长大，母亲因不断提供气血给胎儿而逐渐虚衰，此为"母气传子，子壮则母虚，自然之理"。不过在妊娠的时候，母子同体，气血虽有从母到子的传送，但只是一种转移，并没离开过身体，所以孕妇并未觉得虚弱。可是一旦胎成而落，母子分离，身体中一大部分宝贵的气血随婴儿而离开了母体，产妇必然就会血虚而气惫。

产妇如同大病初愈之人一般，气血亏虚，正气不足。有外邪入侵时，则易病风寒；血脱津枯，则容易大便干燥、小便不利；若有瘀血蓄积在内，则病腹痛；阳衰脾虚，则饮食不消。用一句话来概括，就是"产后血虚气惫，诸病丛生"。那应该怎么办呢？坐月子！

坐月子源于两千多年前的西汉时期，是一种十分利于产后恢复的仪式性行为。之所以称为仪式性行为，是因为古人把坐月子当成是一件神圣的事情。但现在很多年轻妈妈都把它当成是封建落后的产物，这是很不应该的。不信？那我们就来看看坐月子对产妇的好处。

坐月子的第一个行为是禁止外出走动，需要在家静养。产妇体虚易感风寒，减少外出活动能有效避开外邪。再者，产妇的体力支撑不了长时间的外出活动，一旦觉得疲倦就得卧床休息，所以产妇在家静养是很合适的做法。不过在家不是意味着只能躺在床上，进行轻微的活动促进恶露的排出和气血的运行，也是很有必要的。

除了多休息外，调理饮食营养以恢复气血也是很关键的。而客家人传统的糯米酒炖鸡汤着实有益。糯米善养脾胃，酒和血养气，糯米酒秉补、行于一体，既能助中土运化，又可通经活络。如此有益的糯米酒加上补虚妙物母鸡，给产妇调养身体再合适不过了。

产后的恢复其实只要助养正气和避免外邪就可以了，而这也是坐月子的主要目的。对于月内不能洗澡、洗头、刷牙等习惯，取舍的关键仍然要关注"正气"和"外邪"这两者。就拿洗头来说，如果产妇身体异常虚弱，则不应该洗头。因为洗头后，头上诸多穴位畅开，此时正气衰弱，风寒特别容易入内。而如果身体不虚弱，洗头倒也无妨，只要做好保暖避风的措施便可。

正气虚弱是孕妇容易得病的主要原因，如果不幸生病了，得立刻治疗，否则真会如黄老所言："病则永年毕世，不得平复。"

瘀血蓄积，木郁腹痛

桃仁鳖甲汤

桃仁三钱　　鳖甲三钱　　丹皮三钱　　丹参三钱

桂枝三钱　　甘草二钱

煎大半杯，温服。

因妊娠气滞产生的瘀血和经血恶露没有及时排出，郁积于体内，使得肝气升发不畅，而导致腹痛。此时产妇虽然虚弱，但还是得先将瘀血清除，否则新血不生，气血恢复亦慢。桃仁鳖甲汤的立方仍以升肝木、通血脉为核心，不再细究。若血瘀化热，可加生地黄。内寒，可加干姜、附子。

伤风发热汗出

桂枝栝楼首乌汤

桂枝三钱　　　芍药三钱　　　栝楼根三钱　　　首乌三钱

生姜三钱　　　大枣三枚　　　甘草二钱

煎大半杯，温服。

伤寒发热无汗

葛根首乌汤

桂枝三钱　　　芍药三钱　　　甘草二钱　　　葛根三钱

麻黄一钱　　　首乌三钱　　　生姜三钱　　　大枣三枚

煎大半杯，温服。

伤风汗出与伤寒无汗本是桂枝汤证和麻黄汤证，可是因为产妇正气不足，不能妄用发汗解表之药。在《病机机要》中甚至还记载了产后三禁：不可汗、不可下、不可利小便。"三禁"未必要严格遵守，但正气虚弱者则一定要注意。所以黄老在治疗产后伤风寒时，会在发汗解表时加以首乌滋阴养血。若阳虚气弱，则用人参、黄芪补阳生气。治疗其他疾病时，也遵循边补正气边攻病的原则。

说了这么多关于胎孕的问题，从"零"开始感受着妈妈所受的痛苦，更能体会到妈妈的伟大。突然想起一首诗："爱子心无尽，归家喜及辰。寒衣针线密，家信墨痕新。见面怜清瘦，呼儿问苦辛。低徊愧人子，不敢叹风尘。"

每一次远行归家，那颗在外奔波劳累的心总能一下子安定下来。家，是一个被幸福堆积起来的地方，而将幸福往里一点点堆积的人永远是我们的爸妈。有时候在夜里结束工作或学习时，打开房门，听到爸妈房里传来酣睡的呼噜声，我心里就会很踏实。越长大，越知道他们为了我吃过多少的苦，也越害怕他们会离开，可是却也很清楚他们终将要走。每一次想到这，心里就会很难受，眼泪一下子就涌了上来……

真心希望天下所有的妈妈和爸爸，一切安康、永远幸福。

后记 不忍轻易说再见

当把想写的东西都写完后，一直揪着的紧张情绪一下子就放松了，但是一提到"再见"，却又高兴不起来。我是个不懂得如何说再见的人，而且也害怕说再见。

从小到大，最害怕身边的人连一句"再见"都没有说，就不辞而别。在这个世上活一次并不那么容易，看着他们还没好好出去看看这个世界就走了，心里是难过，也是害怕。难过的是他们居然走了，害怕的是我有一天也会离开。后来学习了中医，知道新老轮替是自然界中必然的规律，对死亡也就不那么害怕了。不过我始终不希望身边的人离我而去，这也是除了中医本身的魅力外，另一个让我不顾一切学习中医的原因。

离别的时候充满伤感，可是正如每一辆行驶的火车总会有到站的时候，这本书也要跟大家说再见了。知识浅薄还爱开玩笑，小水牛给大家添麻烦了。寻找中医本来"味道"的目标可能并没有很好地完成，里面的内容也许还差三错四，但真心希望大家能从小水牛这里获得一点学习中医的快乐。如果能从此爱上中医，甚至因此走上成为名医的大道，那么所有的遗憾也都无所谓了。

最后，我想说"谢谢"。谢谢王显刚老师，谢谢中国中医药出版社华中健老师，谢谢你们为这本书的出版付出的辛勤劳动。谢谢所有关心过和帮助过本书出版的朋友们。谢谢我的爸妈和家人，谢谢你们在我成长的道路上一直支持我、爱护我，我爱你们。谢谢黄元御老师，谢谢你能写出如此精彩的《四圣心源》。因为你，我爱上中医，并学到了很多知识，才有机会写这本书。希望你能影响更多的人，走上学习中医的大道。还有谢谢看完了这本书的你们，谢谢！

陈喜生（小水牛）

2019 年 6 月 26 日夜